Umrisse einer Fachdidaktik Pflege

Mabuse-Verlag
Wissenschaft 51

Ute Plaumann (M.A.), geboren 1959, Krankenpflegeausbildung, Stationsleitung, nach einer Weiterbildung zur Lehrerin für Krankenpflege stellvertretende Leitung an einer Krankenpflegeschule, Studium der Biologie, Chemie sowie Erziehungswissenschaften in Düsseldorf und Hagen, Anfang 2000 Magisterabschluß an der FernUniversität Hagen in Pädagogik, freiberufliche Tätigkeit als Dozentin an (Kinder-)Krankenpflegeschulen und an Fortbildungsinstituten.

Ute Plaumann

Umrisse einer Fachdidaktik Pflege

Didaktische, erwachsenenbildnerische, berufspädagogische und pflegewissenschaftliche Aspekte

Mabuse-Verlag
Frankfurt am Main

Bibliografische Information der Deutschen Nationalbibliothek
Die Deutsche Nationalbibliothek verzeichnet diese Publikation in der Deutschen Nationalbibliografie; detaillierte bibliografische Angaben sind im Internet unter http://dnb.d-nb.de abrufbar.

Informationen zu unserem gesamten Programm, unseren AutorInnen und zum Verlag finden Sie unter: www.mabuse-verlag.de.

Wenn Sie unseren Newsletter zu aktuellen Neuerscheinungen und anderen Neuigkeiten abonnieren möchten, schicken Sie einfach eine E-Mail mit dem Vermerk „Newsletter" an: online@mabuse-verlag.de.

3. Auflage 2015

Kasseler Str. 1 a
60486 Frankfurt am Main
Tel.: 069-70 79 96-13
Fax: 069-70 41 52
verlag@mabuse-verlag.de
www.mabuse-verlag.de
www.facebook.com/mabuseverlag

Druck: Faber, Mandelbachtal
ISBN: 978-3-933050-63-2
Printed in Germany

Was nicht fremd ist, findet befremdlich!
Was gewöhnlich ist, findet unerklärlich!
Was da üblich ist, das soll euch erstaunen!
(Bertolt Brecht: Die Ausnahme und die Regel)

Inhaltsverzeichnis

Geleitwort

Dieses Buch, hervorgegangen aus einer aspektreichen pädagogischen Magisterarbeit, leistet einen wesentlichen Beitrag zur Weiterentwicklung einer erziehungs- und pflegewissenschaftlich fundierten Fachdidaktik Pflege. Die Verfasserin legt zwar noch nicht einen eigenen pflegedidaktischen Ansatz vor, aber sie leuchtet entscheidende Bezugsgebiete einer pflegerischen Didaktik aus und diskutiert unter erziehungs- und pflegewissenschaftlichen Kategorien ausgewählte vorliegende pflegedidaktische Modelle. Folgerichtig ist das Buch klar gegliedert in einen erziehungswissenschaftlichen, einen pflegewissenschaftlichen und einen pflegedidaktischen Teil.

Der erziehungswissenschaftliche Teil fokussiert den Lehr-/Lernprozeß aus unterschiedlichen erziehungswissenschaftlichen Teildisziplinen. In einer präzisen, klaren und deshalb sehr gut lesbaren Sprache arbeitet die Verfasserin zunächst Kerngedanken und -strukturen allgemeindidaktischer Modelle, wie der kritisch-konstruktiven Didaktik (Klafki), der lern- und lehrtheoretischen Didaktik (Heimann/Otto/Schulz) und der curricularen oder lernzielorientierten Didaktik (Möller), heraus. Dabei werden die Entstehungsgeschichte der Modelle und der über Jahrzehnte geführte Diskussionszusammenhang knapp, aber voll zutreffend verdeutlicht. Eine so geraffte, verständliche Darstellung ist nicht nur für Studierende hilfreich, sie kann auch von Lehrenden mit Gewinn gelesen werden. Ebenso klarsichtig arbeitet die Verfasserin aktuelle Unterrichtskonzepte wie die Schüler- und Handlungsorientierung durch.

Von der vorgängigen Pflegedidaktik bisher eher marginal rezipiert, lenkt die Verfasserin dann die Aufmerksamkeit ihrer Leser/innen auf Prinzipien der Erwachsenen- bzw. Weiterbildung. Abwägend und keineswegs wertend werden Fürsprecher/innen und Gegenpositionen eines lebenslangen Lernens herausgestellt. Von hoher Relevanz, auch für eine Fachdidaktik Pflege, die sich ja im Unterschied zur Grundschuldidaktik immer Erwachsenen zuwendet, ist der hier vorgetragene Gedanke, daß neben das '*Qualifikationslernen*' zum Zwecke von Produktivitätssteigerung und zur Anpassung an veränderte Arbeitsfelder auch ein '*Identitätslernen*' angezeigt ist, das Erwachsene zur Selbstreflexion und Metakognition befähigt.

Und drittens skizziert die Verfasserin neuere Theoreme der Berufspädagogik, einer von der Pflegedidaktik bisher ebenfalls eher randständig betrachteten pädagogischen Teildisziplin. In einem gerade für Studierende wegweisenden Aufriß der Didaktik des beruflichen Lernens kommen aus der gegenwärtigen berufspädagogischen Diskussion so zentrale Themen wie *'berufliche Handlungskompetenz'* und *'Schlüsselqualifikation'* zur Sprache.

Wie gesagt, entwirft die Verfasserin keinen eigenen fachdidaktischen Ansatz, sondern verwendet die dargelegten erziehungswissenschaftlichen Modelle und Begriffe als Referenzrahmen für eine Analyse vorliegender pflegedidaktischer Modelle und Schemata.

Demselben Ziel dient auch ein wiederum knapper, aber sehr aufschlußreicher Blick auf pflegetheoretische Positionen und deren Bedeutsamkeit für die Konstruktion einer Fachdidaktik Pflege. Lesenswert und über den erreichten Diskussionsstand hinausführend ist Ute Plaumanns unter zuvor dargelegten Kategorien vorgenommene Analyse des *'Duisburger Modells"*, des *'Aarauer Modells'* und des *'Modells der kritisch-konstruktiven Didaktik der Krankenpflege'*. Ihr muß zugestimmt werden, daß die angesprochenen Modelle, einschließlich des *'Oelke-Curriculums'*, einer noch weitergehenden wissenschaftlichen Entfaltung und Anreicherung bedürfen, insbesondere aber die in Duisburg und Aarau für die berufliche Weiterbildung von Pflegelehrkräften entworfenen Modelle bzw. Schemata.

Das Buch ist ein engagiertes Plädoyer für eine fortzuschreibende, wissenschaftlich fundierte Fachdidaktik Pflege, die eine erziehungswissenschaftlich begründete Schülerorientierung und eine pflegewissenschaftlich gestützte Patientenorientierung gleichermaßen in den Blick nimmt. Der facettenreiche, theoretische Anspruch des Buches spricht Lehrende, Forschende und Studierende der Pflege zur Weiterarbeit unmittelbar an. Wegen seiner ausgesprochen guten Lesbarkeit und seines Gedankenreichtums ist das Buch aber auch für Mentoren/ Mentorinnen in der sich professionalisierenden Pflegeaus- und -weiterbildung sehr empfehlenswert.

Hamburg, den 24. Juli 2000

Prof. Dr. Karin Wittneben
Universität Hamburg
Fachbereich Erziehungswissenschaft
Institut für Berufs- und Wirtschaftspädagogik
Sedanstraße 19
20146 Hamburg

Vorwort zur 2. Auflage

Beinahe zwölf Jahre sind seit der Erstauflage dieses Buches vergangen. Seitdem haben im Gesundheitswesen und auch im Bereich der Pflegepädagogik grundlegende Veränderungen stattgefunden. Die explosionsartig gestiegenen Gesundheitsausgaben sorgen unter anderem nicht nur für Fusionen und Schließungen im Krankenhauswesen, sondern auch dafür, dass die Akademisierung und Professionalisierung in der Pflege häufig nicht im Verhältnis zur Bezahlung der Pflegekräfte steht und dass das Ideal einer patientenorientierten Pflege Gefahr läuft, mehr und mehr ausgehöhlt zu werden.

Dieses Buch will daher auch die Pflegelehrer/innen ermutigen, an einer umfassenden Aus- und Weiterbildung, die auch wesentliche Ansätze aus der Allgemeinen Didaktik, der Berufspädagogik und auch der Erwachsenenbildung einbezieht, festzuhalten. Eine Ausbildung, die neben der Fachkompetenz auch die einschlägigen Schlüsselqualifikationen fördert, ist der beste Garant für eine patientenorientierte Pflege.

Neuss, im Juni 2012
Ute Plaumann

1. Einleitung

Seit Beginn der 90er Jahre zeichnet sich eine allmähliche Professionalisierung der Kranken-, Alten- und Kinderkrankenpflege auf dem wissenschaftlichen, pädagogischen, institutionellen sowie betriebswirtschaftlichen Sektor ab. Bis heute wurden immerhin bundesweit über 50 Studiengänge in Pflegewissenschaft, Pflegepädagogik, Pflegemanagement sowie Medizinpädagogik an Fachhochschulen bzw. Universitäten eingerichtet. Weitere Studiengänge sind derzeit in der Planungsphase. Auf diesem Wege sollen auch in der Bundesrepublik Führungs- und Lehrkräfte qualifiziert werden, die den gestiegenen beruflichen Anforderungen im Pflegebereich gewachsen sind.

Trotz dieses jüngsten Trends steht nicht nur die Pflegeforschung noch am Anfang (vgl. Pflegewissenschaft 1996, V). Auch die Profilierung der Pflegeausbildung und Pflegeweiterbildung - sowie damit eng verknüpft die Fundierung der Pflegedidaktik - befinden sich noch im Anfangsstadium. So leidet nach K.Wittneben die Qualität der Pflegelehrerweiterbildung nach wie vor unter "pflegefachliche(r) Enge und fachdidaktische(r) Leistungsschwäche" (Wittneben 1991, 8)

Dieser Mißstand liegt zum einen in den allgemeinen Rahmenbedingungen für die Pflegeausbildung begründet, denn diese ist in rechtlicher, administrativer und institutioneller Hinsicht außerhalb des nach dem BBiG geregelten Berufsbildungssystems angesiedelt. Zum anderen muß aber auch die Fortbildung zum Lehrer für (Kranken-)Pflege als Sonderform innerhalb des Bildungswesens betrachtet werden, da sie außerhalb der akademischen Lehrerbildung im Sektor der beruflichen Weiterbildung verankert ist und dadurch dem Pflegebereich "Lehrer zweiter Klasse" (Wanner 1991) beschert. Die nur vereinzelte Eingliederung von Ausbildungsgängen zum Pflegelehrer in die reguläre universitäre Lehrerausbildung in Bremen, Hamburg und Osnabrück stellt daher nur die Ausnahme von der Regel und noch keine prinzipielle Neuregelung dar.

Dieser rechtliche *Sonderstatus* ermöglicht somit auf dem Gebiet der Pflegeausbildung und Pflegelehrer-Fortbildung bis zum heutigen Tag einen Wildwuchs an nicht-staatlichen Institutionen mit unterschiedlichsten didaktisch-methodischen Profilen. Angesichts der neuen beruflichen Herausforderungen im Pflegebereich - hier seien als Koordinaten die zunehmende Überalterung der Gesellschaft, die Pflegeversicherung sowie der erweiterte Pflegebegriff (der allerdings in Opposition zu Verschlankungs- und Einspartendenzen im Gesundheitswesen steht) genannt – erscheinen die nicht-staatlich organisierten Weiterbildungsgänge als unzureichend und machen eine verstärkt wissenschaftliche Lehrerbildung in diesem Bereich erforderlich.

Grundlage für die Verwissenschaftlichung und Professionalisierung des Pflegelehrerberufs könnte die Etablierung einer spezifischen *Fach*didaktik Pflege sein, ohne die es keine umfassende politische und soziale Akzeptanz des Unterrichtsfaches 'Krankenpflege' geben dürfte (vgl. auch Wallraven 1993, 25). Die Grundlegung einer Fachdidaktik Pflege wiederum hat die konsequente Verknüpfung von Erkenntnissen aus der Erziehungswissenschaft (insbesondere der Allgemeinen Didaktik), der Berufspädagogik (genauer der Didaktik der beruflichen Ausbildung bzw. Weiterbildung) sowie der Pflegewissenschaft zur Voraussetzung (vgl. auch Wanner 1987, 170f). Darüber hinaus muß aber auch eine Diskussion der verschiedenen Pflegeauffassungen, didaktischen Positionen und curricularen Profile initiiert werden.

Die Frage nach einer spezifischen Fachdidaktik Pflege soll hier in zweierlei Hinsicht gestellt werden: Der Fokus soll sowohl auf der Ausbildung von Pflegekräften als einem spezifischen Segment der schulischen Berufsausbildung als auch auf der übergeordneten Pflegelehrer-Fortbildung liegen, die eher im Feld der beruflichen Weiterbildung bzw. Erwachsenenbildung angesiedelt ist.

Folgende Gedankenschritte – mit deren Hilfe mögliche Umrisse einer Fachdidaktik Pflege skizziert werden sollen – sind im Rahmen dieses Buches vorgesehen :

- Ein Überblick über die Kernaussagen wesentlicher didaktischer Grundmodelle (W.Klafki, P.Heimann, W.Schulz und C. Möller) sowie die Erläuterung der Unterrichtsprinzipien der "Schüler-" und "Handlungsorientierung".

- Ein Einblick in Funktion und Didaktik der Erwachsenenbildung sowie in einige grundsätzliche erwachsenenpädagogische Schlüsselbegriffe wie "Teilnehmer-"/"Subjektorientierung", "Deutungsmusteransatz" oder "reflexives Lernen".

- Die Einbeziehung des Sektors der schulischen Berufsbildung, einiger berufspädagogischer Theoreme (vom "subjektorientierten Modell" bis zum "Qualifizierungsansatz") sowie einiger didaktischer Grundprinzipien ("Schlüsselqualifikationen" und Handlungskompetenz").

- Der Blick auf die aktuellen Rahmenbedingungen von Krankenpflegeausbildung und Pflegelehrer-Weiterbildung.

- Die Auslotung der unterschiedlichen Pflegetheorien als Bezugspunkt der Pflegedidaktiken und die daraus abgeleitete Darlegung eines integrativen Pflegebegriffs.

- Die Skizzierung der möglichen Aufgaben und Zielsetzungen einer Fachdidaktik Pflege sowie die Darstellung und Bewertung einiger pflegedidaktischer Modelle hinsichtlich ihrer jeweiligen pflegetheoretischen und didaktischen Argumentation.

2. Allgemein-didaktische Grundmodelle und Unterrichtsprinzipien

2.1 Allgemeine Didaktik und Fachdidaktik

Didaktik ist als 'Wissenschaft des Lehrens und Lernens' (Dolch 1965, 45) zum einen auf die Fragen nach Bildungskonzept und Lehrplanentwicklung bezogen und zum weiteren auf die Planung, Durchführung und Evaluation von konkretem Unterricht.

Das Bild didaktischer Theoriebildung ist äußerst vielgestaltig. Klafki nimmt 1971 die folgende Einordnung der unterschiedlichen didaktischen Theorien vor. Er unterscheidet: die von Dolch u.a vertretene 'Didaktik als Wissenschaft vom *Lehren und Lernen*', die von Heimann/Schulz u.a. konzipierte 'Didaktik vom *Unterricht*', die von Weniger entwickelte 'Didaktik als Theorie der *Bildungsinhalte*' bzw. die von Klafki selbst vertretene 'Didaktik der *Lehr- bzw. Lernziele* und der ihnen zuzuordnenden *Lehr- und Lerninhalte*' sowie die von v. Cube entwickelte Didaktik als 'Theorie der *Steuerung von Lernprozessen*' (vgl. Klafki 1971, in: Kron 1994, 42). Zwei der oben genannten didaktischen Grundmodelle (die Ansätze von W.Klafki und von Heimann/Otto/Schulz) sowie die curriculare Didaktik von C.Möller werden im folgenden Kapitel vorgestellt.

Nach K.D.Flechsig und D.Haller beinhaltet didaktisches Handeln die Planung, Vorbereitung, Durchführung, Nachbereitung und Auswertung von organisierten Lehr-/Lernsituationen (vgl. Flechsig/Haller 1975, 10ff). Beide Autoren haben die verschiedenen Ebenen *didaktischen Handelns* eingehend untersucht und in ein häufig zitiertes Schema gefaßt. Dabei wird der Didaktikbegriff aus der Verengung auf bloßes Unterrichten herausgelöst und die Komplexität didaktischen Entscheidens und Handelns unterstrichen. Sie unterscheiden insgesamt fünf Ebenen:

- Gestaltung der institutionellen, ökonomischen, personellen und konzeptionellen Rahmenbedingungen,
- Gestaltung übergreifender Lehrpläne und Schulkonzepte,
- Gestaltung von Lernbereichen und Unterrichtskonzepten,
- Entwicklung von Unterrichtseinheiten,
- Gestaltung von Lehr-/Lernsituationen (vgl. Flechsig/Haller 1975, 14).

Die Didaktik hat nach H.Siebert letztlich die Aufgabe, zwischen der 'Sachlogik' des Inhalts und der 'Psychologik' der Lernenden zu vermitteln. "Zur Sachlogik gehört eine Kenntnis der Strukturen und Zusammenhänge der Thematik, zur Psychologik die Berücksichtigung der Lern- und Motivationsstrukturen der Adressaten/innen" (H.Siebert 1997, 2).

Die Allgemeine Didaktik ist auf Lehren und Lernen in ihrer Gesamtheit bezogen. Nach H.W.Peterßen wird mit Allgemeiner Didaktik jene wissenschaftliche Disziplin bezeichnet, "deren Gegenstandsfeld das Lehren und Lernen schlechthin ist, die aber als Teildisziplin der Erziehungswissenschaft das umfassendere gesamte Erziehungsgeschehen im Blick behält" (Peterßen 1992, 47).
Die Allgemeine Didaktik trifft fachunabhängige Aussagen zu Planung, Durchführung und Evaluation von gezielten Lehr-/Lernsituationen. Sie ist bezogen auf Entscheidungen und Begründungen zu allgemeinen und spezifischen Lehr-/Lernzielen, zur Auswahl von Inhalten des Lehrens und Lernens, zu Methoden einschließlich der sozialen Organisationsformen, zu Medien sowie zu Kontroll-, Beurteilungs- und Sanktionsmaßnahmen (vgl. Klafki 1991, 92f). Die Allgemeine Didaktik behandelt also eine Reihe von übergeordneten Fragestellungen, die nicht fachspezifisch beantwortet werden müssen oder können.

Andererseits kann die Allgemeine Didaktik nicht alle Lehr- und Lernprobleme lösen, da an unterschiedlichen Orten, in unterschiedlichen Gruppen und unter disparaten fachlichen Aspekten gelernt wird. Daher sind spezifische (Fach-) Didaktiken vonnöten. Die Fachdidaktik ist im Schnittpunkt von Fachwissenschaft und Allgemeiner Didaktik angesiedelt, wobei - je nach Position - eher vom Sachgegenstand oder von den Lernenden aus gedacht wird. Die Fachdidaktik nimmt also die Aufgaben der Allgemeinen Didaktik unter fachlichem Aspekt wahr.
Nach H.W.Peterßen kann von einer Über- bzw. Unterordnung der Fach- bzw. Allgemeinen Didaktik keine Rede sein, denn beide sollten als gleichgeordnete, integrierende und aufeinander angewiesene Teile ein und derselben Didaktik als Bereich der Erziehungswissenschaften gelten. Dies zeige sich auch im intensiven Austausch zwischen beiden Polen, wie die Rezeption allgemeindidaktischer Modelle in der Fachdidaktik und der Rückgriff auf das aus der naturwissenschaftlichen Didaktik entlehnte 'exemplarische Prinzip' innerhalb der Allgemeindidaktiken unterstreiche (vgl. Peterßen 1992, 49). Peterßen weist aber vor allem darauf hin, dass die Fachdidaktik sich auch als eine erziehungswissenschaftliche Disziplin verstehen soll und nicht lediglich als "wurmfortsatzähnlicher Anhang etablierter Fachwissenschaften" (ebd. 48).

In Anlehnung an Reinhardt/Weise kann das wechselseitige *Verhältnis* von Allgemeiner Didaktik und Fachdidaktik wie folgt aufgefaßt werden:
- Die Fachdidaktik braucht die Allgemeine Didaktik, da sie allein keine Aussagen zu Bildungs- und Lerntheorien, Lehrerrolle und Lehrerhandeln, Schule und Unterricht als Institutionen machen könne.
- Die Fachdidaktiken können Angebote der Allgemeinen Didaktik nutzen und konkretisieren sowie die dort gestellten Fragen beantworten.
- Die Fachdidaktiken können die Allgemeine Didaktik dort zurückweisen, wo diese zu vage Prinzipien oder Strukturvorstellungen entwickelt (vgl. Reinhardt/Weise 1997, 12).

F.Kron nennt - in Anlehnung an Ruprecht - unter anderem die folgenden *Aufgabenstellungen* einer Fachdidaktik, die sich sowohl an den zentralen Kategorien des Faches als auch an spezifischen erziehungswissenschaftlich-didaktischen Fragen orientieren sollten (Kron 1994, 36):
- Herausarbeitung der grundlegenden Fachinhalte und Begriffe
- Ermittlung und wissenschaftliche Überprüfung der Lernziele,
- Begründung der Bildungsrelevanz der Inhalte,
- Entwurf von Curricula, Teilcurricula und Unterrichtssequenzen,
- Erforschung adäquater Vermittlungsverfahren inklusive Medien
- sowie Erarbeitung von Evaluationsverfahren.

Eine Didaktik, bei der die didaktische Theoriebildung auf einen *bestimmten Lehr-* und *Lernbereich* bezogen ist (wie beispielsweise die Zusammenfassung verschiedener Fächer im Fach Gesellschaftslehre oder wie die Didaktik für den Bereich der schulischen Berufsbildung bzw. der Erwachsenenbildung) wird als 'Besondere Didaktik' (Klafki) oder 'Bereichsdidaktik' (vgl. Peterßen ebd., 44) bezeichnet. Es ist aber zumindest umstritten, ob bestimmten Schul- bzw. Institutionalformen überhaupt spezifische Formen didaktischen Tuns zugeordnet werden können (vgl. Dichanz/Hage/Oehl-schläger 1981, 41f).
Im folgenden sollen nun zunächst einige Grundmodelle der allgemeinen Didaktik sowie allgemein-didaktische Unterrichtskonzepte vorgestellt werden, bevor sich dann Überlegungen zu den 'Bereichs'didaktiken der Erwachsenenbildung und der schulischen Berufsbildung sowie zur Fachdidaktik der Krankenpflege anschließen.

2.2 Grundmodelle der Allgemeinen Didaktik

2.2.1 Die kritisch-konstruktive Didaktik

Die didaktischen Überlegungen Wolfgang Klafkis haben die Didaktik-Diskussion seit dem Ende der 50er Jahre bis in die heutige Zeit hinein nachhaltig geprägt. Klafkis Ansatz fußt - auch nach einigen Modifizierungen - konsequent auf der bildungstheoretischen Begründung didaktischen Handelns. Auch das jüngere, kritisch-konstruktive Didaktikmodell Klafkis verzichtet nicht auf die Kategorie des Bildungsbegriffs als übergeordneten Bezugspunkt. Insofern steht Klafki auch weiterhin in der Tradition der geisteswissenschaftlichen Pädagogik von W.Dilthey, H.Nohl und E.Weniger (vgl. H.Dichanz/K.Hage/H.J.Oehlschläger 1981, 40).

Klafkis Werk läßt sich im Rahmen einer groben Chronologie in folgende drei Phasen differenzieren:

1. Frühe Studien zur Bildungstheorie und Didaktik (seit 1958), die vom *Primat der Inhalte* gegenüber den Methoden ausgehen.
2. Die allmähliche Modifizierung des frühen Modells zu einer 'kritisch-konstruktiven' Didaktik (etwa seit 1977), die den *Primat der Zielentscheidungen* betont und den Unterrichtsprozeß sowie Unterrichtsverfahren in den Blick nimmt.
3. Die Erweiterung des 'kritisch-konstruktiven' Ansatzes zu einem Konzept *'zeitgemäßer Allgemeinbildung'* (seit 1991).

Zu 1.

Der Schlüssel zu Klafkis frühem bildungstheoretischen Modell ist der Begriff der *kategorialen Bildung*, der auf die dialektische Verschränkung der inhalts- bzw. objektbezogenen (materialen) und der subjektbezogenen (formalen) Bildung zielt. Nach Klafki ist im - kategorial verstandenen - Bildungsprozeß die Aneignung von Inhalten stets verbunden mit der "Formung, Entwicklung, Reifung von körperlichen, seelischen und geistigen Kräften" (Klafki 1964, 33). Kategoriale Bildung bedeutet somit eine 'doppelte Erschließung', denn Bildung ist sowohl "Erschlossensein einer... Wirklichkeit für einen Menschen - das ist der objektive oder materiale Aspekt; (als auch) ... zugleich: Erschlossensein dieses Menschen für diese seine Wirklichkeit - das ist der subjektive oder formale Aspekt..." (Klafki 1978, 83)

Kategoriale Bildung bezeichnet nach Klafki also die gegenseitige Erschließung von historischer Wirklichkeit und Individuum, von objektiv-kulturellen Inhalten und subjektiven Kräften. Kategoriale Bildung wird durch die Inhalte im Bildungsprozeß angeregt, die als Wirklichkeit dem Lernenden gegenübertreten. Klafkis bildungstheoretische Didaktik fragt nun danach, wie diese Inhalte zu Bildungsinhalten werden können. Dies ist möglich, wenn die konkreten bzw. materialen Inhalte als Besonderes ein Allgemeines, einen darin eingeschlossenen, allgemeinen und strukturierten Sachzusammenhang (den formalen Aspekt) enthalten.
Relevante Bildungsinhalte, die die Strukturen des Allgemeinen im einzelnen repräsentieren, werden *elementar* genannt. Das Elementare kann in sieben Erscheinungsformen auftreten. Diese Formen sind das 'Fundamentale', das 'Exemplarische', das 'Typische', das 'Klassische', das 'Repräsentative', die 'einfache Zweckform' und die 'einfache ästhetische Form' (vgl. Peterßen 1992, 92f). Auf die zentrale Grundform des *'Exemplarischen'* wird noch an anderer Stelle eingegangen.

Als erste Konkretisierung seines bildungstheoretischen Ansatzes legte Klafki bereits 1958 sein Konzept der *'Didaktischen Analyse'* vor, das als einer der wenigen gelungenen Versuche betrachtet werden kann, vor dem Hintergrund geisteswissenschaftlicher Pädagogik ein Instrument für die Unterrichtsvorbereitung zu entwickeln (vgl. H.Dichanz/ K.Hage/ H.J.Oehlschläger 1981, 42).
Im allgemeinen Teil dieses Konzepts werden zunächst Leitfragen für die Auswahl von Bildungsinhalten genannt, nämlich Fragen nach der Geschichtlichkeit des didaktischen Entscheidens, dem individuellen Selbstverständnis und der Motivation der Lehrenden, der allgemeinen Sinngebung sowie der inneren Struktur und Schichtung der Bildungsinhalte. Im sich daran anschließenden Teil soll der Bildungsgehalt unter Berücksichtigung der folgenden fünf Leitfragen entwickelt werden: Exemplarische Bedeutung, Gegenwartsbedeutung, Zukunftsbedeutung, Bildungsziele und günstige Lehr-/Lernbedingungen (vgl. Klafki 1974, 100f, 135ff, 143; vgl. auch Kron 1994, 126ff).
Peterßen bescheinigt Klafkis früher bildungstheoretischer Didaktik, dass sie als eine Theorie des Handelns den Bogen spannt von theoretischer Reflexion bis zu praktikablen Handlungsstrategien (vgl. Peterßen 1992, 100).

Zu 2.
Ab Mitte der 70er Jahre begann Klafki unter dem Eindruck der realistischen Wende in der Pädagogik, der Formierung einer kritischen Erziehungswissenschaft und der Kritik durch andere Didaktiken (im Hinblick auf die

fehlende Nähe zum Unterrichtsprozeß und auf die Ausblendung gesellschaftlicher Fragen) mit der Revision seines Modells.
Diese Revision schlug sich im Aufgreifen der erziehungswissenschaftlichen Perspektive, in der Neubestimmung des Bildungsbegriffs sowie in der Erweiterung der 'Didaktischen Analyse' nieder. Forschungsmethodisch betrachtet basierte die Erweiterung zum *kritisch-konstruktiven* Ansatz auf der Verschränkung der bis dahin von Klafki favorisierten, historisch-hermeneutischen Methode mit der erfahrungswissenschaftlich-empirischen sowie der gesellschaftskritisch-ideologiekritischen Methode. Diese 'konstruktive Synthese' war nach Klafki notwendig aufgrund der Ergänzungsbedürftigkeit aller drei Forschungsperspektiven (vgl. Klafki 1991, 98f). 'Kritisch' ist das Erkenntnisinteresse dieser Didaktik insofern, als sie auf die Befähigung der Lernenden zu mehr Selbstbestimmungs-, Mitbestimmungs- und Solidaritätsfähigkeit in allen Lebensbereichen zielt. Die Bestimmung 'konstruktiv' weist auf den durchgängigen Praxisbezug, auf das Handlungs-, Gestaltungs- und Veränderungsinteresse hin (vgl. ebd. 90).

Klafki nahm im Rahmen des kritisch-konstruktiven Modells eine gesellschaftskritisch-emanzipatorische Anreicherung des *Bildungsbegriffs* vor, den er nach wie vor als *'zentrierende Kategorie'* betrachtet. Bildung wird nun verstanden als Emanzipation von Fremdbestimmung, als Befähigung zur Freiheit eigenen Denkens und eigener moralischer Entscheidungen. Eine so verstandene Bildung zielt nach Klafki auf drei Grundfähigkeiten:

- die Fähigkeit zur *Selbstbestimmung* jedes einzelnen über seine individuellen Lebensbeziehungen und Sinndeutungen,
- die *Mitbestimmungsfähigkeit* bei der Gestaltung der kulturellen, gesellschaftlichen und politischen Verhältnisse,
- die *Solidaritätsfähigkeit* als Einsatz für diejenigen, denen Selbst- und Mitbestimmungsmöglichkeiten vorenthalten werden (vgl. ebd., 52).

Neben diesen metatheoretischen Überlegungen nimmt Klafki etwa ab 1980 auch eine Erweiterung der 'Didaktischen Analyse' vor, die er nun als "(vorläufiges) Perspektivenschema zur Unterrichtsplanung" bezeichnet. Dieses Schema umfaßt nun sieben statt bisher fünf Leitfragen, denen er zudem eine explizite Bedingungsanalyse zur Erfassung aller Lern-/Lehrvoraussetzungen voranstellt. Die Bedingungsanalyse soll die "konkreten, soziokulturell vermittelten Ausgangsbedingungen einer Lerngruppe, des/der Lehrenden sowie der unterrichtsrelevanten ... institutionellen Bedingungen, einschließlich möglicher oder wahrscheinlicher Schwierigkeiten bzw. Störungen" (Klafki 1991, 272) erfassen.

Die ersten drei Leitfragen betreffen - angelehnt an die 'Didaktische Analyse' - den Begründungszusammenhang, genauer die Gegenwarts-, Zukunfts- und exemplarische Bedeutung der Inhalte. Die beiden folgenden Fragen behandeln die thematische Struktur (einschließlich der Teillernziele), die sozialen Lernziele sowie die Erweisbarkeit/Überprüfbarkeit des Gelernten. Die beiden abschliessenden Fragen befassen sich mit der Zugänglichkeit und Darstellbarkeit (wie z.B. Medien) sowie mit der methodischen Strukturierung des Lehr-/Lernprozesses, der nun auch als Interaktionszusammenhang gesehen wird (vgl. Klafki 1991, 272).

Zu 3.
Im Rahmen der jüngsten Überarbeitung seiner kritisch-konstruktiven Didaktik (ab 1991) erweitert Klafki die individuelle Bestimmung des Bildungsbegriffs um eine überindividuell-allgemeine Dimension. Nach Klafki enthält der Begriff der *Allgemeinbildung* drei Komponenten:

- Wenn Bildung als Bedingung für Selbstbestimmung anerkannt werde, müsse sie *Bildung für alle* sein. Dies habe zur Folge, dass weiterhin um die Demokratisierung des Bildungswesens gerungen werden müsse (vgl. Klafki 1991, 52f).

- Bildung muß - sofern das Mitbestimmungs- und Solidaritätsprinzip eingelöst werden sollen - einen Kern des Gemeinsamen haben und daher *Bildung im Medium des Allgemeinen* sein, in Form von historischen Objektivationen der Humanität und in Orientierung an Möglichkeiten humanitären Fortschritts (vgl. ebd., 25, 53)

- Bildung ist aber auch deshalb allgemeine Bildung, da sie - im Sinne von Pestalozzis Formel 'Kopf, Herz, Hand' - eine moralische, kognitive, ästhetische und praktische Dimension umfassen und somit *alle Grunddimensionen menschlicher Interessen und Fähigkeiten* erfassen soll (vgl. ebd., 30f, 54).

Eine zentrale Bildungskategorie für das gesamte Werk W.Klafkis stellt das Prinzip des *'Exemplarischen'* dar. Lernen soll sich nicht als reproduktive Übernahme zahlloser Einzelkenntnisse, isolierter Fertigkeiten oder Techniken ohne Sinnzusammenhang ereignen, sondern in der Weise, "dass sich der Lernende an einer begrenzten Zahl von ausgewählten Beispielen... aktiv... mehr oder minder verallgemeinerbare Kenntnisse, Fähigkeiten, Einstellungen erarbei-

tet, mit anderen Worten: Wesentliches, Strukturelles, Prinzipielles, Typisches, Gesetzmäßigkeiten, übergreifende Zusammenhänge" (ebd., 143f).
Der Begriff des 'Exemplarischen' ist auch wesentliche Grundlage des Unterrichtsprinzips Handlungsorientierung, das ebenfalls auf der exemplarischen Auswahl und dem Verzicht auf inhaltliche Vollständigkeit basiert (vgl. Gudjons 1997, 65; vgl. Kap. 2.1.3), sowie des berufspädagogischen Theorems der arbeitsorientierten Exemplarik nach Lisop/Huisinga (vgl. Kap. 3.2.2).

Eng verknüpft mit dem exemplarischen Lernprinzip ist nach Klafki die Zielstellung des *selbständigen Lernens* (der Schlüsselkategorie vieler allgemein- wie fachdidaktischer Ansätze), denn "Selbsttätigkeit (ist) die zentrale Vollzugsform des Bildungsprozesses" (Klafki 1991, 19). Selbständiges Lernen sei aber nur möglich, wenn der Lehr-/Lernprozeß zwei Bedingungen erfülle:
- die bewußte Anknüpfung am jeweils erreichten psychomotorischen, kognitiven, ästhetischen, sozialen und moralischen Entwicklungsstand der Lernenden, an ihren Interessen, Sicht- und Umgangsweisen sowie
- die Gewährung von Freiräumen, die den Lernenden helfen, die... Gesetzmäßigkeiten, Strukturen, Zusammenhänge schrittweise aufbauend nachzuvollziehen bzw. zu entdecken oder aber analytisch, vom 'fertigen' Ergebnis rückschreitend, zu rekonstruieren (vgl. ebd., 146f).

Selbständiges Lernen im Hinblick auf das Anbinden der Unterrichtsthemen an außerschulische Erfahrungen, das Einbringen eigener Fragen, Vorschläge und Ziele sowie das Auffinden eigener Wege kann nach Klafki erfolgreich initiiert werden mittels eines "flexiblen Modells für einen *offenen, problem- und schülerorientierten Unterricht* (Hervorh. U.P.)" (ebd. 137; zur Schülerorientierung siehe Kap. 2.1.3).
Die Konzeption der kritisch-konstruktiven Didaktik ist - wie auch der Blick auf Klafkis Perspektivenschema zeigt - Ausdruck der Öffnung für andere didaktische Ansätze. Der Einfluß der lerntheoretischen Didaktik (Heimann/Schulz) schlägt sich in der expliziten Bedingungsanalyse und der Erörterung der Prozeßstruktur nieder. Impulse der kritisch-kommunikativen Didaktik (Schaller u.a.) zeigen sich im Rückgriff auf die Interaktionsperspektive, die auch Störungen einbezieht sowie auf die gesellschafts- und ideologiekritische Sicht, die zur Neufassung des Bildungsbegriffs (Individual- und Allgemeinbildung) beiträgt. Und schließlich wurde auch die curriculare Didaktik (C.Möller u.a.) durch Berücksichtigung von Zielorientierung (Primat der Zielsetzung gegenüber dem Inhalt) und Lernkontrolle (Überprüfbarkeit/Erweisbarkeit) einbezogen (vgl. auch Peterßen 1992, 108, 115).

2.2.2 Die lern- und lehrtheoretische Didaktik

Bei den beiden im folgenden vorgestellten Didaktikauffassungen steht das (durch Lehren initiierte) Lernen im Vordergrund. Die Frühphase der *lern*theoretisch ausgerichteten Didaktik ist eng mit der Person und Werk von Paul Heimann verknüpft. Das von Heimann entwickelte *'Berliner Modell'* brachte den *Lern-* gegen den *Bildungsbegriff* ins Spiel. Die lerntheoretische Didaktik setzte sich kritisch mit der bildungstheoretischen Didaktik auseinander, da sich diese - aus Heimanns Sicht - zu weit vom tatsächlichen Unterrichtsgeschehen entfernt und auf spekulativem Wege eine allgemeingültig-normative Unterrichtslehre entwickelt habe. Heimann hingegen strebte die Integration von Theorie und Praxis an. An die Stelle des normativen Prinzip sollte eine wertfreie und analytisch-deskriptive Haltung treten (vgl. H.Dichanz/K.Hage/ H.J.Oehlschläger 1981, 46).

Die Lehrperson sollte ausgehend von erfahrungswissenschaftlicher Analyse der eigenen Unterrichts*wirklichkeit* zu selbständiger Theoriebildung und Entscheidungsfindung imstande sein. Die inhaltlichen Entscheidungen sollten also nicht durch die didaktische Lehre vorgegeben werden, sondern den Lehrenden selbst vorbehalten bleiben. Heimanns lerntheoretische Didaktik setzt - auch wenn sie Lernumfeld und Lernvoraussetzungen mit in den Blick nimmt - vorwiegend beim Unterricht an und versucht, mittels einer Strukturtheorie die *Bedingungen* von Unterricht aufzuzeigen (vgl. Peterßen 1992, 120, 123). Heimann entwickelt ein Modell, das auf sechs "formal konstant bleibenden, aber inhaltlich variablen Elementarstrukturen" (Heimann 1962, in: Peterßen 1992, 124) didaktischer Prozesse beruhte. Diese *Elementarstrukturen* werden den unterrichtsbezogenen *Entscheidungs-* und *Bedingungsfeldern* auf folgende Weise zugeordnet:
- Bedingungsfelder: anthropologisch-psychologische sowie sozial-kulturelle Voraussetzungen
- Entscheidungsfelder: Intentionen, Inhalte, Methoden und Medien.

Die oben genannten sechs Elementarstrukturen wurden entsprechend weiter aufgeschlüsselt. So ordnete Heimann beispielsweise dem Bereich der Intentionen eine Matrix zu, die auf der Kombination dreier Möglichkeitsklassen von Zielsetzungen (kognitiv-aktiv, affektiv-pathisch und pragmatisch-dynamisch) mit drei Lehr-/Lernziel-Stufen, nämlich der Anbahnung, Entfaltung und Gestaltung, basierte (vgl. ebd., 124f).
Neben der Offenheit der Berliner Didaktik für die unterschiedlichsten Konkretisierungen oder Zielsetzungen ist der Gedanke der *'Interdependenz'* zentral, d.h.

alle sechs Elementarstrukturen stehen in einem intensiven Wechselverhältnis, in dem sie sich gegenseitig modifizieren, fördern oder hemmen (vgl. ebd. 128ff).
Das Verdienst der lerntheoretischen Didaktik liegt nach Peterßen darin, dem didaktisch Handelnden eine explizite Bedingungsanalyse abzuverlangen. Ihre Grenze findet sie dort, wo sie lediglich Ordnung in die Eindrücke von Unterricht bringen und eine Stimmigkeit erzielen will, ohne Entscheidungsmaßstäbe oder Handlungsimpulse zu nennen (vgl. Peterßen 1992, 130f).

Ein wesentliche Erweiterung erfuhr das 'Berliner Modell' durch Wolfgang Schulz (unter Mitwirkung von Gunter Otto). Diese Weiterentwicklung war vor allem von Skepsis gegenüber dem rein technologischen, wert- bzw. ideologiefreien Ansatz der 'Berliner Didaktik' bestimmt. Schulz forderte hingegen permanente Ideologiekritik (auch gegenüber dem eigenen Denkansatz) und erklärte "radikale Aufklärung" und "emanzipatorisch relevantes" pädagogisches Handeln zum Leitprinzip seiner *lehr*theoretischen Didaktik, die er als *'Hamburger Modell'* bezeichnete. Unter Emanzipation verstand Schulz die "Auflösung innerer Abhängigkeit zugunsten der möglichst weitgehenden Verfügung über sich selbst" (Schulz 1980, 25). Übertragen auf die Schule bedeutete dies: "Ablösung der Abhängigkeit von dieser ökonomisch-politisch-kulturellen Sozialisatonsagentur zu kompetenter, selbstbestimmter, solidarischer Lebensführung" (ebd, 23).
Adressaten seiner Theorie waren zwar die Lehrenden, aber Bezugspunkte waren die Interessen von Lehrern wie Schülern.

Schulz unterscheidet vier Planungsebenen, nämlich die Perspektivplanung über einen längeren Zeitraum, die Umrißplanung einzelner Unterrichtseinheiten, die konkrete Prozeßplanung sowie die Planungskorrektur während des Unterrichtsgeschehens. Für die *Perspektivplanung* nennt Schulz drei sich gegenseitig bedingende Richtziele, die dem emanzipatorischen Gedanken verpflichtet sind: Die Steigerung von *Kompetenz* (Wissen, Können, Eingestelltsein), von *Autonomie* (Selbstverwirklichung) und von *Solidarität* (Hilfe für Benachteiligte bzw. wechselseitige Hilfe) (vgl. Schulz 1980, 35ff; ders. in: Peterßen 1992, 138). Diese Richtziele setzt Schulz in Form einer heuristischen Matrix in Relation zu drei Erfahrungsbereichen. Demnach können die jeweiligen Inhalte und Themen - analog zur Unterscheidung in der themenzentrierten Interaktion - als Sach-, Gefühls- oder Sozialerfahrung sowie mit Blick auf eine oder mehrere der genannten Richtzielkategorien vermittelt werden.

Für die *Umrißplanung* entwarf Schulz ein Handlungsmodell didaktischen Planens. Dieses entstand in Anlehnung an das frühere Entscheidungsmodell von

Heimann und an das Basisschema der themenzentrierten Interaktion ('thematischer Aspekt', 'personaler Aspekt', 'Soziiierungsaspekt' sowie Bedingungen setzendes Umfeld - vgl. ebd. 11ff und 77ff). In diesem Modell, das die konstanten Strukturmomente didaktischen Planungshandelns umreißt, werden Lehrende, Lernende, Eltern sowie andere Personen oder Institutionen bzw. deren Handeln in einen Implikationszusammenhang gestellt.
Schulz greift zwar auf die vier Heimannschen Entscheidungsfelder zurück und bezieht auch dessen Gedanken der Interdependenz ein, ordnet aber die einzelnen Elemente auf andere Weise an. Das didaktische Handeln vollzieht sich in einem inneren Feld zwischen Lehrenden und Lernenden. Dabei sind die konstitutiven Strukturmomente:
- die Unterrichtsziele: Intentionen und Themen (UZ)
- die Ausgangslage der Lehrenden und Lernenden (AL)
- die Vermittlungsvariablen: Medien, Methoden etc. (VV)
- die Erfolgs- oder zumindest Selbstkontrolle der Schüler und Lehrer (EK)

Die Interaktion innerhalb der Lehr-Lern-Gruppe wird zudem geprägt durch weitere (eher äußere) Strukturmomente:
- die institutionellen Bedingungen von Unterricht und Erziehung sowie
- die Produktions-/Herrschaftverhältnisse, die die Institution Schule determinieren (vgl. Schulz 1980, 80f).

Schulz strebt eine unterrichtliche Interaktion an, die die Selbständigkeit, also die Verfügung des Menschen über sich selbst, fördert, die einschränkenden Lernbedingungen aufdeckt und eine Balance zwischen Sach-, Personen- und Gruppenansprüchen initiiert (vgl. W.Schulz 1980, in H.Gudjons/R.Winkel (Hg.) 1996, 54f). Schulz vollzog mit seinem 'Hamburger Modell' eine Wende vom technologischen, 'verkürzt-rationalen' zum emanzipatorisch-kritischen Ansatz. Dabei wurde auch für die Seite der Lernenden engagiert Partei ergriffen.

2.2.3 Die curriculare oder lernzielorientierte Didaktik

Die curriculare 'Bewegung' (Peterßen) als Theorie der Planung von Lehr- und Lernvorgängen umfaßt zwei Strömungen: Die auf umfassende, langfristige Planungsvorgänge bezogene *Curriculumtheorie* und das Konzept des *lernzielorientierten* Unterrichts, das pragmatisch auf kurzfristige Unterrichtsplanung

zielt. Beide Komponenten weisen Übereinstimmung auf hinsichtlich
- der Orientierung aller Planung an Lernzielen, denen Priorität eingeräumt wird
- der Hierarchisierung aller Lernziele
- der Betonung der Kontrolle allen Lehrens und Lernens (vgl. Peterßen 1992, 186).

Die Fomulierung von Lernzielen hat absoluten Vorrang, um Lehren und Lernen so effektiv wie möglich zu gestalten. Der Lernzielbegriff nimmt keine inhaltlichen Entscheidungen oder Akzentsetzungen vor, sondern die jeweilige Zielsetzung betrifft - in Orientierung an der behavioristischen Theorie - die beobachtbare Veränderung eines Verhaltens oder zumindest die Veränderung von Verhaltensdispositionen. Die Ziel-Erstellung bleibt Aufgabe des Lehrenden, denn Ziele werden "nicht als etwas Vorgebenes, von irgendeiner außenstehenden Instanz oder Institution Alleinentwickeltes" (Möller 1980, 76) betrachtet.

Die Curriculumentwickung des lernzielorientierten Ansatzes von Christine Möller umfaßt drei Teilschritte:
- die Lern*planung* in Form der Lernzielerstellung (Sammlung, begründete Entscheidung, Beschreibung und Ordnung)
- die Lern*organisation* in Form der Erstellung lernzielgerechter Lernstrategien und Lernmittel sowie
- die Lern*kontrolle* durch Erstellung lernzielgerechter Prüfungsinstrumente zur Messung des Lernerfolgs (z.B. Tests) (vgl. Möller 1974, 25).

Aufgrund der unübersehbar großen Zahl an Lernzielvarianten nennt Möller für den Sektor der Lernzielbeschreibung (einer von vier Teilschritten im Segment der Lernplanung) einige Ordnungs- und Klassifikationsstrategien. So empfiehlt sie die explizite *Formulierung* von Lernzielen, ihre Einteilung nach *Abstraktionsniveau* in Richt-, Ziel- und Feinziele sowie als wesentlichstes Verfahren die sogenannte *Operationalisierung*.Beim letzten Schritt sollen die Feinziele bzw. sehr konkreten Ziele - in Anlehnung an die Operationalisierungsmethode von Mager - eine Beschreibung/Bestimmung des Endverhaltens sowie die Angabe des Beurteilungsmaßstabes enthalten (vgl. C.Möller 1974, 27-33).
Neben der Einordnung der Lernziele nach Abstraktionsgrad fordert Möller die Orientierung an der - behavioristisch geprägten - Lernziel*taxonomie* (vgl. Möller 1973, Bloom u.a. 1956), die drei unterscheidbare Bereiche umfaßt, nämlich die *kognitiven, psychomotorischen* und *affektiven* Fähigkeiten. Daran wird deutlich, dass jedes Lernziel einen (materialen) Inhalts- und einen (formalen) Verhaltensteil enthält, wobei nach Möller der Inhaltsaspekt die Stimulus- und der Ver-

haltensaspekt die Reaktionskompenente darstellt (vgl. Möller 1980, 80f). Diese sogenannten Taxonomien können - im Sinne eines ganzheitlichen Lernens - auch auf notwendige Schritte und vorhandene Lücken im Lernprozeß hinweisen (vgl. Peterßen 1992, 175).

Der letzte Arbeitsschritt des Lernplanungsprozesses besteht in der *Auswahl* einiger Lernziele aus dem umfassenden Fundus an zugeordneten und klassifizierten Lernzielen. In Anlehnung an die amerikanische Curriculumtheorie gibt Möller Entscheidungskriterien an die Hand wie gesellschaftliche Anforderung, basale menschliche Bedürfnisse, demokratische Ideen oder Bedeutsamkeit für das Fach (vgl. Möller 1980, 84f).

Als Vorteile des lernzielorientierten Ansatzes nennt Möller das höhere Maß an Transparenz der Lehrabsichten, die Motivationsförderung, die Effizienz (auch aufgrund von Verstärkungssituationen im Skinnerschen Sinne), die Fairness und Differenzierung bei der Lernkontrolle sowie die stärkere Partizipation der Lernenden im Sinne einer Demokratisierung von Unterricht (vgl. Möller 1974, 34; Möller 1980, 89f).
Allerdings besteht die Gefahr, dass die lernzielorientierte Didaktik (oder ihre Anwender) das komplexe Feld didaktischen Handelns auf den Aspekt der *Effizienz* im Sinne von ablesbaren, kontrollierbaren Äußerungen und Verhaltensweisen reduzieren könnte(n) und der Lernende als selbstbestimmungsfähiges Subjekt ausgeklammert bleibt. Zudem haben neue Ansätze innerhalb der Pädagogik aber auch die Systemtheorie bzw. der radikale Konstruktivismus herausgestellt, dass - bar jeder notwendigen Intentionalität - Unterricht und die damit verbundenen Lern-/Erfahrungszuwächse nur begrenzt planbar, operationalisierbar und evaluierbar sind. Dies betrifft im besonderen komplexe Lernziele im kognitiven Bereich sowie subtile emotionale Erfahrungen.

Dennoch ist die Formulierung von Lern- bzw. Lehrzielen auf Seiten der Lehrenden letztlich unhintergehbar, da diese den Blick nicht auf Inhalt und Stoff, sondern notwendigerweise auf psychische Leistungen und konkrete Aktivitäten richten (vgl. Siebert 1997, 132ff).
Hauptschwierigkeit und zugleich maßgebliche Richtschnur dürfte die Verschränkung von Lehrzielen der Anleitenden mit den Lern-/oder Handlungszielen der Lernenden sein (vgl. auch Kap. 2.1.3).

Zweifellos hat die curriculare Didaktik die übrigen didaktischen Ansätze im Hinblick auf die Planung, Hierarchisierung und Kontrolle von Lernzielen enorm beeinflußt, denn die Lehrenden und Lernenden bekamen damit ein verständliches, praktikables und (bedingt) effektives *Planungsinstrument* für den alltäglichen Unterricht an die Hand. Die Grenzen der Curricularisier- und Operationalisierbarkeit hat C.Möller zumindest im Hinblick auf den Bereich der komplexen Kognitionsleistungen sowie der affektiven Lernziele selbst eingestanden (vgl. Möller 1974, 34).

2.2.4 Zum Verhältnis der drei Didaktikmodelle

Alle hier vorgestellten didaktischen Ansätze bieten hilfreiche Grundpositionen, Leitprinzipien sowie Planungs- und Handlungsmodelle für Lehr-/Lernprozesse. Für die Auslotung des eigenen didaktischen Selbstverständnisses ist aber auch die gegenseitige Annäherung der genannten Positionen von Belang. So zeigte Klafki unter dem Einfluß der Lehrtheorie stärkeres Interesse an den Bedingungen und auch am konkreten Prozeßverlauf des Unterrichts. Schulz wiederum öffnete die Lehrtheorie für Fragen der Planung von Unterricht sowie für wertorientierte Zielsetzungen. So wie H.Schulz mit seinem 'Hamburger Modell' ein Abrücken von der neopositivistischen Wissenschaftheorie vollzog und eine Wende vom technologischen, 'verkürzt-rationalen' zum emanzipatorisch-kritischen Ansatz einleitete, geschah auch Klafkis Modifikation der bildungstheoretischen Didaktik aus einer kritisch-emanzipatorischen Perspektive.

Darüber hinaus läßt sich eine wechselseitige Einflußnahme der genannten Ansätze mit der lernzielorientierten Didaktik konstatieren: Die Öffnung der älteren Didaktiken für den curricularen Gedanken zeigt sich in der Übernahme von Lernzielplanung, Methodenbewußtsein und Lernzielkontrolle. Umgekehrt muß aber die curriculare Didaktik, um nicht auf eine Lerntechnologie reduziert zu werden, bei der inhaltlichen Füllung der Lernziele auf Thesen der normativen Didaktiken verweisen.
Da alle drei Didaktikmodelle jeweils wesentliche Aspekte in puncto Planung, Gestaltung und Evaluation von Lehr-/Lernprozessen beleuchten, scheint eine weitgehende Integration der genannten Ansätze zu einer *'Mischtheorie'* (Peterßen) am ehesten angezeigt. Die bildungstheoretische und die lerntheoretische Didaktik haben diesen Übergang zur Mischtheorie am ehesten vollzogen.

Insgesamt läßt sich bei der Allgemeinen Didaktik (ähnlich wie bei den Bereichsdidaktiken der Erwachsenen- und Berufsbildung) eine gewisse Verschiebung von den Inhalten zu den *Zielen*, von der Technologie zum kritischen *Engagement*, von der Fremd- zur *Selbstbestimmung*, von der Sachebene zur *psychosozialen* Ebene, von der geschlossenen Strukturierung zum *offenen* Interaktionsprozeß, von der Labor- zur *Primär*erfahrung durch Handeln und von den Lehrenden zu den *Lernenden* konstatieren. Diese Entwicklung zeigt sich auch in den beiden Unterrichtskonzepten der Schüler- bzw. Handlungsorientierung, die im folgenden Abschnitt vorgestellt werden.

Während Klafkis Modell (auch in seiner Entwicklung zur Mischtheorie) stärker im *allgemeinbildenden-schulischen* Bereich Verwendung findet, wird im Bereich der *Berufsbildung* eher auf die (scheinbar praktikableren) Impulse von P.Heimann und W.Schulz zurückgegriffen.
Im Bereich der *Pflegedidaktik*, die sich noch in einer Orientierungsphase im Hinblick auf Inhalte und Ziele befindet, wird häufig dem didaktischen Denken Klafkis große Bedeutung beigemessen, da dieser sowohl den Inhalt und seine Struktur als auch die Seite der Adressaten bzw. Schüler in den Blick nimmt (vgl. Wittneben 1991, 15; Wallraven 1993, 24f; U.Oelke 1993, 72ff). In einigen Ansätzen sind aber auch - nicht immer expressis verbis benannte - Einflüsse von Heimann/Otto/Schulz und C.Möller nachweisbar (vgl. auch Kap. 6.1 und 6.2).

2.3 Unterrichtskonzepte: Schüler- und Handlungsorientierung

Viele didaktische Modelle konvergieren heute im Postulat der Schülerorientierung. Das offenbar zentrale Prinzip des schülerorientierten oder -zentrierten Unterrichts ist aber nicht die Leitlinie einer einzigen didaktischen Strömung, sondern wird in verschiedensten didaktischen Positionen aufgegriffen. Ausgehend von einer Kritik an Schule, Unterricht und Didaktik, sollen die Lernenden durch schülerorientierten Unterricht aus der Bevormundung durch den Lehrer befreit, die Schule als Ort verstärkter Selbstbestimmung verstanden und die Lehrenden eher als beratend-moderierende denn als beurteilende Instanz betrachtet werden.

Unterricht soll demnach nicht mit Strategien zur Durchsetzung von Bildungszielen oder zur effektiven Beschulung gleichgesetzt werden. Die Didaktik selbst soll aus der verwickelten Theoriediskussion herausgelöst sowie stärker an Praxisprobleme gebunden werden (vgl. Dichanz/Hage/Oehlschläger 1981, 56f).

Schülerorientierter/-zentrierter Unterricht will im Sinne einer Humanisierung der Schule den Lernenden zum Ausgangspunkt pädagogisch-didaktischer Entscheidungen machen. Darunter wird allerdings nicht die einseitige Beschränkung auf Selbsttätigkeit und Eigenverantwortlichkeit verstanden, wie sie in Teilen der Reformpädagogik oder auch im Gefolge antiautoritärer Erziehung vertreten wurde. Vielmehr will Schülerorientierung einen Prozeß initiieren, in dem "Lehrer und Schüler gemeinsam die unterrichtliche Struktur so verändern, dass ein zunehmend größeres Maß an Selbständigkeit und Mitbestimmung möglich wird" (A.Wagner, Schülerzentrierter Unterricht, 1976 - in: Dichanz/Hage/Oehlschläger 1981, 55).

Schülerorientierung wurde seit Beginn/Mitte der 70er Jahre verstanden als Gegengewicht zum stoff-, lehrer- oder abnehmerorientierten Unterricht, in dem die Lernenden eher Objekt der Lehr-/Lern-Situation sind. Das Gegenkonzept will nun in Anlehnung an die klientenzentrierte Beratungsmethode nach Rogers die Anpassung der Schüler minimieren, statt konditionierendem Lernen kognitiv-emanzipatorisches Lernen initiieren, die aktuellen Lebenssituationen und Interessen einbeziehen (Subjekt-/Situationsbezug) und - statt der völligen Durchstrukturierung - prozeßorientiert (im Sinne eines 'offenen Curriculums') Entscheidungs- und Handlungsspielräume eröffnen. An die Stelle von Lehrzielen sind Handlungsziele getreten (Einsiedler/Härle 1978, 177ff).

Einsiedler/Härle nennen unter anderem folgende Merkmale des schülerorientierten Unterrichts:

- Der Schüler ist Subjekt des Lernprozesses und hat Mitsprachemöglichkeiten bei der Planung/Durchführung sowie bei der Gestaltung der sozialen Beziehungen.
- Neben der Inhaltsebene wird auch die Beziehungsebene (Watzlawick) – werden also auch Erwartungen, Emotionen, Konflikte - im Rahmen von Metakommunikation thematisiert.
- Das Klima ist geprägt von symmetrischer, gleichberechtigter Kommunikation (Watzlawick) und Kooperation.
- Der Unterricht berücksichtigt die individuellen Lernvoraussetzungen
- Primärerfahrungen rangieren vor Labordidaktik.
- Voraussetzung für ein solch aktives, 'lebendiges Lernen' (Cohn) ist eine anregende, wirklichkeitsnahe Lernumwelt (vgl. ebd. 196ff).

Das Prinzip der Handlungsorientierung weist mit dem Grundsatz der Schülerorientierung eine Reihe von Entsprechungen auf, wie die Betonung des Subjekt- und Situationsbezugs, die Akzentuierung der Prozeßorientierung und der symmetrischen Kommunikationsanteile sowie die Forderung nach Wirklichkeitsnähe und Differenzierung im Hinblick auf die Lernenden. Für H.Meyer ist das Prinzip der Schülerorientierung untrennbar mit der Handlungsorientierung verbunden (vgl. H.Meyer 1980, 344f; ders. 1990, 412f).
Herausragendes Unterscheidungsmerkmal ist jedoch die besondere Betonung der Primärerfahrung und des eigenen Handelns im Unterricht. Kern des handlungsorientierten Prinzips ist "die eigentätige, viele Sinne umfassende und aktive Aneignung eines Lerngegenstandes" (Gudjons 1997, 10). Ausgangspunkte des Lernprozesses sind dabei die materiellen, kreativen oder sozialen Aktivitäten der Schüler.

Lernpsychologisch-anthropologische Begründungen von Handlungsorientierung betonen die Bedeutung der (eigenen) Tätigkeit, der motorischen Aktivität sowie der inneren Anteilnahme bzw. Motivation für die Aneignung der Welt und die Herausbildung des Bewußtseins. *Pädagogische* Begründungen von Handlungsbezügen verweisen auf das nötige Gegengewicht zum entsinnlichten, ikonischen Lernen durch unmittelbar-konkrete Erfahrungen aus erster Hand, da nur so Denkstrukturen differenziert und Handlungskompetenzen aufgebaut werden könnten (vgl. Gudjons 1997, 40ff, 61f).

Gudjons nennt folgende wesentliche Elemente handlungsorientierten Lernens:
- (Mit-)Bestimmung der Handelnden über Vorhaben, Ziele, Planung (Zielverständigungstatt bloße Zielorientierung)
- Ausgehen von einer echten Fragestellung, einer Dissonanz oder Diskrepanz zwischen aktueller und gewünschter Kompetenz
- Verzicht auf inhaltliche Vollständigkeit (exemplarisches Lernen)
- Vorrang von Prozeßhaftigkeit und Offenheit bezüglich des Verlaufs
- Betonung des entdeckenden Lernens
- Einbeziehung der Physis (Bewegung, Motorik) sowie Verbindung von Kopf- und Handarbeit
- Akzentuierung der Selbststeuerung der Schüler und deren Mitverantwortung (vgl. Gudjons 1997, 62ff)

H.Meyer betont darüber hinaus noch weitere Merkmale, die z.T. auch bestimmend für schülerorientiertes Arbeiten sind, wie die Berücksichtigung von subjektiven Lerninteressen der Schüler, die Dialektik von Führung und Selbsttätigkeit sowie das Hinwirken auf veröffentlichungsfähige Ergebnisse (Handlungsprodukte) (vgl. Meyer 1996, 9ff).

Handlungsorientierter Unterricht ist nach Gudjons - abgesehen von institutionellen Hemmnissen - von folgenden konträren Bedingungsfaktoren geprägt, die es in eine Balance zu bringen gilt: Gewünschte Systematik versus Zufallsmoment, nötige Impulssteuerung durch den Lehrenden versus Selbstbestimmung der Teilnehmenden (Komplementarität vs. Symmetrie) sowie Lehrziele versus Handlungsziele (vgl. ebd. 130-138). Wichtige schüler- wie handlungsorientierte Unterrichtsmethoden sind entdeckendes Lernen, Projektunterricht, Gruppenunterricht, Metakommunikation und Spiele.

Die beiden hier skizzierten Unterrichtsprinzipien werden auch in der Didaktik der Erwachsenen- sowie Berufsbildung aufgegriffen und mit Blick auf die Anforderungen des jeweiligen Lernkontextes weiterentwickelt (zu Teilnehmer-, Situations- bzw. Subjektorientierung und Deutungsmusteransatz in der Erwachsenenbildungsdidaktik siehe Kap. 3.1.3.1 und zur Handlungskompetenz in der Berufsbildungsdidaktik siehe Kap. 3.2.3)

3. Erwachsenenbildung und schulische Berufsbildung

3.1. Erwachsenenbildung als pädagogisches Feld

3.1.1 Begriff, Funktion und Rahmenbedingungen der Erwachsenenbildung

Die Pflege-Ausbildung bzw. die Fortbildung von Pflegelehrkräften ist zwei institutionell unterschiedlichen Segmenten des Bildungswesens zuzurechnen, nämlich zum einen dem Bereich der *beruflichen Ausbildung* und zum anderen dem Sektor der (beruflichen) *Erwachsenen-/Weiterbildung*. Wenn auch in der jüngsten Zeit intensiv über eine engere Verzahnung der beiden Bildungsbereiche nachgedacht wird (vgl. Arnold 1994, 67), sollen sie dennoch im Rahmen dieser Untersuchung hinsichtlich ihrer Struktur, Funktion und didaktischen Spezifik separat vorgestellt werden.

Mit Erwachsenen- bzw. Weiterbildung wird der quartäre Bildungssektor bezeichnet, innerhalb dessen sich Bildungsprozesse ereignen, die sich - im Sinne einer *'life-long education for all'* - auf die gesamte Lebensspanne des erwachsenen Menschen beziehen und im Grundsatz für alle Bevölkerungsgruppen offen sind. Nach R.Arnold wohnt dem Begriff Erwachsenenbildung eine zweifache Bedeutung inne: Zum einen werden damit die auf der interpersonalen Ebene stattfindenden, organisierten *Lernprozesse* von Erwachsenen verstanden, die dem Zweck der Bildung und Selbstverwirklichung dienen sollen. Zum anderen bezeichnet der Terminus aber auch die gesellschafts- und arbeitsmarktpolitischen *Rahmenbedingungen*, die die Lerninhalte und die damit verknüpfte Bedeutung determinieren (vgl. Arnold 1996, 1).

Allerdings muß hier ergänzt werden, dass neben dem institutionalisierten, organisierten Lernen auch das informelle, alltagsimmanente und *'selbstgesteuerte'* Lernen von Erwachsenen große Bedeutung hat, auch wenn diese Form der Selbstbildung bislang kaum Gegenstand erziehungswissenschaftlicher Untersuchungen war (Brödel 1998, 3; 21). Die Befähigung zum selbstorganisierten Lernen wird jedoch heutzutage als ein wesentliches Leitziel organisierter Erwachsenenbildungsprozesse angesehen (vgl. Tietgens 1992, 76; 99). Die

Notwendigkeit der stetigen Selbstbildung wurde sogar im Bericht der Delors-Kommission von 1995 - die Trends, Bedarf und Aufgaben von Bildung aus internationaler Perspektive untersuchte - ausdrücklich betont (vgl. J.H.Knoll 1998, S.43f).

Im gesetzlichen Kontext wird nicht selten - in Abweichung von der Terminologie der pädagogischen Fachliteratur (vgl. Weinberg 1989, 25, 37) - der Oberbegriff der *'Erwachsenenbildung'* durch den Terminus *'Weiterbildung'* ersetzt. So definiert der Strukturplan für das deutsche Bildungswesen die Weiterbildung als das Gesamt von Bildungsprozessen, als "notwendige und lebenslange Ergänzung aller Erstausbildung..., als Fortsetzung oder Wiederaufnahme organisierten Lernens nach Abschluß einer unterschiedlich ausgedehnten ersten Bildungsphase" (Deutscher Bildungsrat 1972, 197, zitiert nach Arnold 1996, 29). Und an anderer Stelle heißt es: "Fortbildung, Umschulung und Erwachsenenbildung gehören in den Rahmen dieses Bereiches" (ebd.).
Somit läßt sich der Sektor der Weiterbildung aus bildungspolitisch-institutioneller Sicht untergliedern in den Bereich der *jedermann* zugänglichen, *nichtberuflichen* Weiterbildung (und der in der pädagogischen Literatur zumeist mit dem Begriff Erwachsenenbildung bezeichnet wird) und in die eher *geschlossene*, *berufliche* oder innerbetriebliche Weiterbildung (wie Umschulung und Fortbildung). So wäre beispielsweise die Fortbildung zur Pflege*lehr*kraft im letztgenannten Sektor anzusiedeln.

Es lassen sich sowohl strukturelle Analogien als auch Divergenzen zwischen dem quartärem Bildungssektor und den übrigen drei Bildungssektoren (Schule, Berufsausbildung und Hochschulbildung) feststellen. Dies schlägt sich auch in den Überschneidungen und abweichenden Akzentsetzungen der betreffenden Bereichs- oder Teildidaktiken nieder (vgl. Kap. 3.2).
H.Siebert nennt als gemeinsame pädagogische Fundamente von Schule, Hochschule und Erwachsenenbildung:
- die Aneignung von Wissen
- die Zielgerichtetheit (Intentionalität) des Lernens
- die Steigerung der Lernfähigkeit
- das Lernen unter Anleitung und in Gruppen sowie
- die organisatorisch-curriculare Strukturiertheit des Lernens

(vgl. Siebert 1997, 12).

Als wesentliche *Unterschiedsmerkmale* der Erwachsenenbildung (vor allem gegenüber der schulischen Bildung) stellt Siebert heraus:

- den *geringeren Selektionscharakter*, da Weiterbildungsangebote sogar den Charakter einer 'Gegenselektion' (als Kompensation gegenüber der stark selektierenden Erstausbildung) haben können,
- das Absehen von einem offiziellen, gesellschaftlichen Erziehungsauftrag (wie Disziplinierung) sowie den weitestgehenden *Verzicht* auf eine *normative Überlegenheit* der Lehrenden,
- den hohen Grad an *Freiwilligkeit* (trotz oftmals extrinsischer Veranlassung), da eine 'Bildungsabstinenz' bis zu einem gewissen Grade möglich sei,
- den höheren Anteil an *didaktischer Selbstwahl* der Lernsubjekte und die Verringerung des 'Mitlernzwangs' (auch wenn es einen curricularen Rahmen gibt),
- die Bedeutung des *Anschlußlernens* (im Gegensatz zum Neulernen des Kindes), da das neu erworbene Wissen mit vorhandenen Erfahrungen abgeglichen werden muß und
- die relativ hohe Gefahr der *Instrumentalisierung* für außerpädagogische Zwecke, da zu gesellschaftlichen Krisenzeiten Einrichtungen der Erwachsenenbildung oftmals zu Reparaturwerkstätten umfunktionalisiert werden würden (vgl. Siebert 1997, 13-15).

Weitere *Spezifika* erwachsenenbildnerischer Prozesse sind:

- Lernfähigkeit und Lerninteressen von Erwachsenen werden in jüngerer Zeit nicht mehr in Abhängigkeit vom Lebensalter gesehen, sondern eher mit Bildungsstand, Zugehörigkeit zu sozialen Milieus und sozial bedingten Lernprozessen im Alltag in Verbindung gebracht (vgl. Weinberg 1989, 123; Siebert 1997, 30-37).

- Elementare Lernerfahrungen im Rahmen der früheren schulischen Sozialisation aber auch aktuellere Deutungsmuster können hinderlich oder förderlich für Lernprozesse im Erwachsenenalter sein und bilden oft auch den (unbewußten) Hintergrund für eigenes Lehrverhalten.

- Da Erwachsene zudem über einen biographisch oft divergierenden Fundus an Vorerfahrungen und Vorwissen verfügen, sind die Lerngruppen sehr heterogen zusammengesetzt, wodurch dem Lehrenden ein hohes Maß an Flexibilität und Binnendifferenzierung abverlangt wird.

- Das Lerninteresse von Erwachsenen ist in der Regel *situations-* und *praxisorientiert* (vgl. Kuypers 1985, 93ff). Diesem Interesse muß sowohl bei der

Aufbereitung, Aspektierung und Vermittlung der Inhalte in Planung wie Durchführung Rechnung getragen werden. Das gegebene Thema sollte jeweils auf die für die lernenden Subjekte relevanten Situationen hin konkretisiert werden (vgl. Frost 1999, 187f).

- Zudem wird gerade (auch aufgrund der Freiwilligkeit des Lernens) die Bildungsarbeit mit Erwachsenen neben inhaltlich-thematischen Aspekten stark von psychosozialen und kommunikativen Faktoren bestimmt. Dazu sind einerseits die eher förderlichen Teilnehmerbedürfnisse nach Kontakt, Gemeinschaft, Sicherheit, Integration, Austausch, Selbstvergewisserung-/darstellung und Anerkennung durch andere zu zählen (vgl. auch Kade/ Seitter in Siebert 1997, 56f), aber auch die lernhemmenden Faktoren wie Ängste vor inhaltlichen Herausforderungen und vor der Arbeit in Gruppen sowie die je spezifischen Gruppenstrukturen, Störungen und Konflikte (vgl. auch Weinberg 1989, 124). Daher benötigt der/die Erwachsenenpädagoge/in nicht nur fachliche und methodische Kompetenzen, sondern auch ein ebenso hohes Maß an sozial-kommunikativer wie personaler Kompetenz.

Die genannten Analogien und Divergenzen legen nahe, dass einerseits allgemein-didaktische Grundsätze aus dem Bereich der (Schul-) Pädagogik zwar in gewissem Maße gelten können (von der Auswahl von Inhalten und Lernzielen bis hin zum Prinzip der Schüler- bzw. Teilnehmerorientierung), dass aber andererseits der besonderen Verfaßtheit der Erwachsenenbildung mit spezifisch erwachsenenbildnerisch ausgerichteten, didaktischen Prinzipien Rechnung getragen werden muß (vgl. Kap. 3.2).
Im Kontext der Erwachsenenbildung, genauer im Rahmen von Bildungspolitik, Erziehungswissenschaft/Didaktik sowie subjektiver Aneignungskonzepte stellt der Terminus vom 'lebenslangen Lernen' nach Kade/Seitter seit mehr als 30 Jahren einen zentralen Topos dar (vgl. Kade/Seitter 1998, in: Brödel 1998, 51). Lebenslanges Lernen wird heute - aufgrund der komplexen Lebens- und Arbeitsanforderungen an jedes einzelne Subjekt - als unhintergehbare Notwendigkeit betrachtet. Es lassen sich zwei grundsätzliche Positionen gegenüber dieser Schlüsselkategorie ausmachen: Die eine betont mit Blick auf die Bildungssubjekte die emanzipatorische Entwicklungs- und Steigerungsperspektive, da das lebenslange Lernen einen Möglichkeitsraum eröffne für die Befreiung aus traditionellen Verhaftungen. Die Gegenposition unterstreicht den Obligations- und Zumutungsscharakter des lebenslanges Lernens aufgrund der ökonomisch bedingten Anpassungsnotwendigkeit und des gesellschaftlich verlangten Zwangs zur biographischen Selbstkonstruktion (ebd., 51f).

Nach H.Tietgens wächst dem Sektor der Weiter- bzw. Erwachsenenbildung eine besondere Bedeutung in gesellschaftlichen Umbruchsituationen zu (vgl. Tietgens 1981, 139). Eine solche Umbruchsituation läßt sich besonders seit Beginn der 90er Jahre im Hinblick auf Veränderungen in Lebensformen und -stilen konstatieren, die auch den erwachsenen Menschen umfassend tangieren (vgl. auch Arnold 1996, 41f).

Diese Entwicklung schlägt sich auf *ökonomischem* Gebiet nieder in der (scheinbar) unaufhaltsamen, technologischen Entwicklung, der Globalisierung von Produktion und Märkten, der Umverteilung von noch vorhandener Arbeit sowie dem permanenten Qualifizierungsdruck auf dem Gebiet von Aus-, Fort- und Weiterbildung. Vor dem Hintergrund dieser Qualifizierungsanforderungen kommt der Erwachsenenbildung gerade im Hinblick auf das 'lebenslange Lernen' (Knoll 1974) eine herausragende Bedeutung zu, wenn auch schon zu Beginn der 80er Jahre vor einer kompensatorischen Verengung der Bildungsarbeit auf diese rein zweckdienliche Zielstellung gewarnt wird (vgl. Tietgens 1981, 19f).

Aber auch der *soziale* und *politische* Sektor befindet sich in einer grundlegenden Umbruchsituation im Hinblick auf die Auflösung ehemals verbindlicher Lebens- und Beziehungsmuster, auf die Veränderung von Kommunikationsstrukturen qua neuer Medien und auf den Verlust an politischen oder sozialen Utopien. Dieser Trend der grundlegenden Individualisierung und Pluralisierung der Lebenslagen, Lebensstile und Lebensnormen hat zur Ablösung der Standard-Biographie durch die Wahl- oder Bastelbiographie geführt (vgl. U.Beck 1986, 161ff, 205ff; Beck/Beck-Gernsheim 1994, 13ff) - eine Entwicklung, die hohe Anforderungen an den einzelnen stellt und nicht selten zu 'neuer Unübersichtlichkeit' (Habermas), Orientierungsverlust und Isolation führt. Schlagworte wie Pluralisierung, Enttraditionalisierung oder Kontingenz umreißen diese Entwicklung, die dem einzelnen zwar mehr Entscheidungsspielräume, aber auch Entscheidungszwänge und die Aufgabe permanenten Selbstmanagements zuweist.

Angesichts dieser sozialen Umbrüche wächst der Erwachsenenbildung - ganz im Sinne Tietgens' - insofern eine wesentliche Aufgabe zu, als sie der 'multiplen' (Welsch) Erwachsenenpersönlichkeit über rein funktionale Angebote hinaus wichtige Orientierungshilfen in psychosozialer Hinsicht bieten kann. Neben dem *'Qualifikationslernen'* zum Zwecke von Produktivitätssteigerung und zur Anpassung an veränderte Arbeitsfelder erhält das *'Identitätslernen'* (H.Siebert) eminente Bedeutung, da es nicht nur die Erosion der beruflichen Identität sondern

auch den Bruch mit der 'biographischen Kontinuität' (Arnold) sowie die Reibung durch Differenzerfahrungen abmildern kann.
So fordert R.Arnold: "Erwachsenenbildung kann sich deshalb weniger denn je auf die nüchterne Sachlichkeit eines beruflichen Qualifikationslernens reduzieren; sie ist Identitätslernen und Bildungshilfe im Sinne einer permanenten Suchbewegung" (R.Arnold 1996, 42).

Diese 'ganzheitliche' Sicht wird auch im Delors-Bericht und in der Stellungnahme der deutschen UNESCO-Kommission (DUK) vertreten und dabei mit vier Schlüsselkategoren umrissen: "learning to know, learning to do, learning to be, learning to live together" (zitiert nach J.H.Knoll 1998, 44)

Erwachsenenbildung fluktuiert also zwischen den Polen Kompensation und Emanzipation, riskantem Selbstmanagement und Risikoreduktion, Lernkontinuität und Diskontinuität, Qualifikationslernen und Menschenbildung. Letztere kann sowohl den Zuwachs an (auch gesellschaftlich verwertbarer) Sozialkompetenz als auch die reflexive Auseinandersetzung mit der eigenen Persönlichkeit beinhalten. Dabei werden zunehmend auch biographische Anteile, die auf Lebenslaufphasen und soziokulturell geprägter Lebenswelt beruhen, auf induktivem Wege mit einbezogen, denn "zweifellos lernt man ein Thema am intensivsten, wenn es sich biographisch verankern läßt" (Siebert 1997, 139).

Die Lehrenden in der Erwachsenenbildung müssen demnach folgende Koordinaten in Betracht ziehen:
- Die Differenzierung der Lebensläufe im (post-)modernen Zeitalter und die Bandbreite an lebensphasentypischen Interessen oder Vorkenntnissen erschwert grundsätzlich den planerisch-didaktischen Vorgriff von Prozessen lebenslangen Lernens, d.h. es kommt zu einer '*Entkoppelung* (Hervorh. U.P.) von Lebensphasen und Lernthemen' (vgl. Brödel 1998, 2; Siebert 1997, 138f). Diese Tendenz wird durch die vielfältigen Formen von selbstorganisiertem *Alltagslernen* noch verstärkt.
- Die neurobiologisch fundierte Erkenntnistheorie des radikalen Konstruktivismus unterstreicht zudem, dass das Lernen (auch von Erwachsenen) grundsätzlich nicht steuerbar ist, sondern letztlich als ein selbstgesteuerter, *selbstreferentieller* Prozeß aufgefaßt werden muß, mit einem hohen Anteil an 'Biographizität', denn er rekurriert auf vorausgegangene (Lern-)Erfahrungen (vgl. Siebert 1997, 16-27). Erwachsene sind zwar ein Leben lang lernfähig, aber sie sind nicht prinzipiell instruier- oder belehrbar, da sie nur das lernen, was ihnen für ihre je eigene Konstruktion der Wirklichkeit als passend erscheint (Prinzip

der Viabilität). Dies bedeutet für den Bereich der Didaktik, dass Lehren nicht mehr mit Lernen gleichzusetzen ist und dass das je spezifische Interesse sowie die Selbstverantwortung der lernenden Subjekte vermehrt berücksichtigt werden muß.

Dabei wird die Ausdehnung der Lernaktivitäten auf die gesamte Lebenszeit unterschiedlich bewertet: Während Kritiker die These von der "erzwungenen Modernisierung" vertreten, die durch den kontinuierlichen Qualifikationszwang eher die Unmündigkeit der Betroffenen perpetuiere, faßt die Gegenseite das lebenslange Lernen als Chance zu einem Mehr an selbstbestimmter Lebensführung auf (vgl. Brödel 1998, 2ff; Siebert 1997, 142). In der Tat scheint die Forderung nach lebenslanger Qualifizierung dann ins Leere zu laufen, wenn diese - trotz des Endes der Vollbeschäftigungsära - immer noch als der alleinige Garant für eine zukünftige Beschäftigung gepriesen wird. Daher müßte die zweite Dimension von Erwachsenenbildung, das Identitätslernen in Zukunft eine wachsende Bedeutung erfahren.
Dies impliziert aber auch ein Umdenken hinsichtlich der erforderlichen Kompetenzen von Erwachsenenbildnern. Denn immer noch ist nach H.Siebert die Annahme weit verbreitet, dass es im erwachsenenbilderischen Kontext vorwiegend auf die *Sach*kompetenz der Lehrenden ankomme, so dass die Notwendigkeit einer eigenen *didaktischen* Qualifizierung - die Ausweis einer erwachsenenpädagogischen Professionalität sein könne - oft geringgeschätzt wird (vgl. H.Siebert 1997, 2f).

3.1.2 Didaktik der Erwachsenenbildung

Gegenstand der Erwachsenenbildungsdidaktik sind die Planung und Durchführung von zielgerichteten Lehr-/Lernprozessen im Hinblick auf erwachsene Adressaten bzw. Teilnehmer und zwar auf der makrodidaktisch-planerischen Ebene wie auf der mikro-didaktisch-konkreten Ebene. Dabei sind zum Teil andere didaktische Vorarbeiten vonnöten als im schulpädagogischen Rahmen (z.B. hinsichtlich der Rekrutierung von Zielgruppen - vgl. Siebert 1997, 7).

Zunächst wäre zu fragen, ob und inwieweit die Bereiche der Erwachsenenbildung bzw. der beruflichen Weiterbildung einen eigenen didaktischen Überbau benötigen oder ob die Orientierung an der Allgemeinen Didaktik ausreicht.

Nach I.Nezel lassen sich zwar bei der Allgemeinen Didaktik wie bei den didaktischen Teildisziplinen ähnliche anthropologisch-ethische Wertmaßstäbe konstatieren, so dass Unterschiede allenfalls in Akzentsetzungen zu Tage träten (vgl. Nezel 1992, 223). Allerdings stellt - wie bereits im Kapitel 3.1. ausgeführt - das Feld der Erwachsenen-/Weiterbildung aufgrund der spezifischen anthropogenen und sozialen Faktoren unstreitig einen *gesonderten* Lernbereich dar, denn die Lerndispositionen von Erwachsenen müssen vor allem vor dem Hintergrund der weitgehenden Lern*freiwilligkeit*, der *Selbstbildungs*fähigkeit, des Fundus' an *Vorerfahrungen*, der Suche nach *Praxisnähe* sowie der ausgeprägten *Identität/Individualität* gesehen werden.
Daraus läßt sich die Notwendigkeit einer *eigenständigen* Erwachsenenbildungsdidaktik ableiten, die allerdings laut I.Nezel - trotz des Bedeutungszuwachses des betreffenden Bildungssektors - aufgrund der relativ unzureichenden, begrifflichen Ausgestaltung - über erste Anfänge nicht hinausgekommen ist (vgl. ebd. 210).

Auch vor diesem Hintergrund erscheint verständlich, dass in der von Nezel erstellten Übersicht über *erwachsenendidaktische Prinzipien* (in Anlehnung an Untersuchungen von M.Lehner, L.v.Werder, G.Breloer, H.W.Kuypers/W.Leyendecker, A.Kaiser, H.Tietgens u.a.) einige Grundsätze und Tendenzen der Allgemeinen Didaktik aufzufinden sind.

Nezels Auflistung kann wie folgt zusammengefaßt werden:
- *Wissenschaftlichkeit* (fach-/sachgerechte Auswahl und Aufbereitung der Inhalte sowie Verwendung einer exakten Terminologie),
- *'Didaktische Reduktion'* komplexer Inhalte auf das 'Elementare, Exemplarische, Typische', ohne dass der Sinn des Ganzen oder des Einzelnen entstellt wird,
- *'Didaktische Rekonstruktion'* (nach Siebert): Anknüpfung an Vorkenntnisse, Interessen und Lernstile sowie teilnehmerbezogene Veranschaulichung,
- *Aktualität* hinsichtlich des Zeitgeschehens und Flexibilität bezüglich der Teilnehmerinteressen,
- *Handlungs- und Praxisorientierung* (Hinwendung zu konkreten Problemstellungen),
- Förderung der *Eigenaktivität* und des selbständigen Lernens (vgl. Nezel 1992, 211-216).

Das von Flechsig/Haller 1975 vorgelegte, fünfstufige *Strukturschema* didaktischen Handelns könnte nach Siebert wie folgt auf eine Erwachsenenbildungdidaktik zugeschnitten werden:

1. Bildungspolitik (Gesetze zu Finanzierungsregelungen und Anerkennungverfahren)
2. Institutionsdidaktik (offener und 'geschlossener', innerbetrieblicher Rahmen, Organisationsstruktur, Stellenplan etc.)
3. Fachbereichsdidaktik (Fachbereiche und Zielgruppen)
4. Seminarplanung (Kursstruktur, Lernmaterialen, Eingangstests, Ankündigungstexte etc.)
5. Lehr-/Lernsituationen (z.B. Ermittlung von Vorkenntnissen und Lerninteressen, Erstellung von Materialien, Gestaltung von Anfangssituationen, Metakommunikation und Evaluation)
(vgl. Siebert 1997, 8ff).

Wesentliche Anregungen zur Formulierung erwachsenenbildnerischer *Zielsetzungen* bieten H.Tietgens und R.Arnold. Nach H.Tietgens ist - in Abgrenzung zum schulischen Lernen - gerade die Befähigung der Teilnehmenden zu *selbständigem (Weiter-) Lernen* als das Leitprinzip erwachsenenpädagogischen Handelns schlechthin anzusehen. Dies setze auf der planerischen wie auf der prozeßbezogenen Ebene die produktive Gestaltung der Beziehungen zwischen Lerngegenstand und Subjekt-/bzw. Situationsanforderung voraus, wobei die Lernenden an der Definition der Situation beteiligt werden sollten (vgl. Tietgens 1992, 76; 99). Auf der Planungsebene seien dabei die Wirkungszusammenhänge zwischen Veranstaltungsintention, Teilnehmervoraussetzung bzw. -perspektive, Anforderungstypus des Lernstoffes und inhaltlicher Gewichtung zu bedenken (vgl. ebd., 97).

In einer Art Ausdifferenzierung von Tietgens' Position bezeichnet R.Arnold in Anlehnung an den 'Club of Rome' die Förderung des *antizipatorischen* Lernens (im Sinne der Vorwegnahme der Zukunft und der Auffindung eventueller Alternativen) sowie das *partizipierende* Lernen (im Sinne der gleichberechtigten Beteiligung aller Lernenden) als die erwachsenenbildnerischen Schlüsselkategorien im Hinblick auf Planung wie Durchführung (vgl. Arnold 1996, 124).
Die Befähigung zu einem solchen selbstständigen Weiterlernen hängt für Tietgens von der jeweils adäquaten *Balance* zwischen *Qualifikations-* und *Identitätslernen* ab. Diese könne erreicht werden durch die Vermittlung nachweisbaren und auch abprüfbaren Wissens, die Ermöglichung von Bewußtseinsbildung, die Interpretationsspielräume nutzt, und die Entfaltung der subjektiven Teilnehmerkräfte und -bedürfnisse. Dies schließe Funktionsziele wie die Befähigung zum Handeln durch *Instruktion* und die Hilfe zur Orientierung durch *Reflexion* ein (vgl. Tietgens, 99f).

Dem Leitziel des selbstständigen Lernens entsprechen nach Tietgens auf der mikrodidaktisch-prozeßhaften Ebene sogenannte Dispositionsziele, nämlich dass die Teilnehmenden lernen,

- "motiviert zu werden,
- Infomationen aufzunehmen,
- sich orientieren und auswählen zu können,
- Informationen und Probleme verarbeiten zu können,
- Beziehungen zu analysieren und herzustellen,
- Gelerntes selbständig zu übertragen,
- sich kommunikativ zu sensibilisieren,
- sich selbst zu erfahren,
- Interessen zu erkennen, zu verstehen und zu vertreten,
- Fähigkeiten und Fertigkeiten zu habitualisieren..." (Tietgens 1992, 102).

Die hier genannten Leitformeln und Teilziele können jedoch nicht darüber hinwegtäuschen, dass die betreffenden Lernprozesse äußerst komplex und daher kaum plan- oder evaluierbar sind. Nach Arnold muß die Erwachsenenpädagogik/-didaktik als Wissenschaft des 'zweiten Blicks' bezeichnet werden, da sich die Lernsituationen in ihrer Komplexität erst auf den zweiten Blick erschließen. Dies sei - systemtheoretisch betrachtet - vor allem der sogenannten Selbstreferentialiät des Lernens (Erwachsener) geschuldet, die sich in den je individuellen, lebensweltlich und biographisch geprägten (Lern-)Perspektiven der Teilnehmenden äußere (vgl. Arnold 1996, 171f).

Im folgenden sollen nun einige grundlegende Prinzipien der Erwachsenendidaktik durch Rückgriff auf die Ansätze von Tietgens, Siebert und Arnold erläutert werden.

3.1.3 Didaktische Prinzipien der Erwachsenenbildung

3.1.3.1 Teilnehmer bzw. Subjektorientierung

Nachdem durch die 'realistische Wende' vor allem die gesellschaftlichen Qualifikationsanforderungen ins Blickfeld erwachsenenpädagogischer Zielstellungen gerückt waren, gingen von der sich daran anschließenden, soziologisch bzw. sozialpsychologisch fundierten 'reflexiven Wende' (vgl. W.Voigt, 1986, 86-98; Arnold 1996, 83) Impulse aus zur verstärkten *Hinwendung zum Teilnehmer,* zu seinen alltäglichen Bezügen und Bedürfnissen, seinen subjektiven Deutungen der Lebenswelt und seiner Identitätsentwicklung.
Spätestens seit Anfang der 80er Jahre wurde daher der Begriff der *Teilnehmerorientierung* zu einem solch zentralen Planungs- und Gestaltungsprinzip erhoben, dass er in gewisser Weise zur Leerformel wurde (vgl. H.Tietgens 1979, 78; 1981, 178 und 1986, 144f; vgl. Voigt 1986, 168ff).

Teilnehmerorientierung meint ursprünglich die "Passung von Teilnehmervoraussetzung und Lernanforderung" (Tietgens in Siebert 1997, 105), die Kongruenz von Sachlogik und Psychologik, wodurch das Anschluß- und Weiterlernen unterstützt werden soll. Zur Ermöglichung dieser Passung sind - wie bereits im vorangehenden Kapitel dargelegt - sowohl die *Antizipation* der subjektiven Voraussetzungen als auch die *Partizipation* der Teilnehmenden erforderlich (vgl. auch Siebert 1997, 106). Nach Tietgens muß der Terminus der Teilnehmerorientierung abgegrenzt werden von Zielgruppen-, Adressaten- oder gar Marktorientierung, da diese Begriffe lediglich Planungs-, Ausschreibungs- oder Präsentationsaspekte umschließen.
Teilnehmerorientierung umfaßt also mehr als nur die planerische Einbeziehung unmittelbar erkennbarer Teilnehmerbedürfnisse (Tietgens 1992). Der Begriff bezeichnet – ähnlich wie das Unterrichtsprinzip der Schülerorientierung (vgl. Kap. 2.1.3) - vor allem die *aktive Teilnahme* am und individuelle Entfaltung im Lernprozeß (vgl. Siebert 1997, 104; Tietgens 1992, 87). Darüber hinaus sieht Tietgens eine enge Verbindung des teilnehmerorientierten Ansatzes zum Begriff der *Lebenswelt*orientierung, der an die Wissenssoziologie von A.Schütz anknüpft und die Einbeziehung der Vorstellungswelt der Teilnehmenden postuliert (Tietgens 1992, 80ff, 91).

Teilnehmerorientierung soll jedoch - in Analogie zur Diskussion um die Schülerorientierung - nicht mit der naiven Vision der sich selbst führenden

Gruppe verwechselt werden, da eindeutige Intentionen, Impulse und Strukturen durch die Lehrenden nicht hintergehbar seien (vgl. Siebert, 1997, 107).

Da der Begriff der Teilnehmerorientierung mit Konnotationen behaftet ist, die - bedingt durch das Selbsterhaltungsinteresse der Bildungseinrichtungen - primär auf die (möglichst marktgerechte und damit oberflächliche) Beschränkung auf Motive und Bedürfnisse der Teilnehmenden anspielen, wird mitunter vorgeschlagen, stattdessen die Begriffe Subjekt-, Situations- oder Problemorientierung zu verwenden, wenn darunter die Konkretisierung von Lernthemen und -methoden im Hinblick auf individuell relevante, lebensweltliche (Handlungs-)Situationen der Teilnehmenden zu verstehen ist (vgl. Frost 1999, 185-193).

3.1.3.2 Deutungsmusteransatz

Nach H.Tietgens kann Teilnehmerorientierung beim Wort genommen nichts anderes sein, als dass die individuellen Daseinsauslegungen, alltagsbezogenen Sichtweisen und Interpretationen der Teilnehmenden - nicht als methodischer Trick oder Absage an Wissenschaftlichkeit, sondern als Fundierungsmöglichkeit - zum *Anknüpfungspunkt* von Lernprozessen werden sollen (Tietgens 1979, 122f).

Aus interaktionistisch-interpretativer wie aus systemtheoretischer Sicht gehen die Vertreter des *Deutungsmusteransatzes* wie Tietgens, Arnold oder Siebert davon aus, dass die sogenannte Realität nur als subjektive Interpretation oder Konstruktion existiert und sich daher das Leben im *'Modus der Auslegung'* vollzieht (vgl. Tietgens 1981, 89; 1986, 119). Lernen wäre demnach als Aneignung, Reflexion und Korrektur von Deutungen der Lebenswelt zu verstehen (vgl. Arnold 1996, 120). Erwachsenendidaktik könnte daher zu vermitteln versuchen zwischen eben diesen subjektiven Erfahrungswelten bzw. Deutungsmustern und den spezifischen Ausschnitten der äußeren Realität.
Als Deutungsmuster können die Wahrnehmungsstrukturen, Interpretationen oder Strategien von Individuen bezeichnet werden, die diese als Mitglieder in sozialen Gruppierungen im alltäglichen Handeln lebensgeschichtlich als Orientierungs- und Rechtfertigungsreservoir entwickelt haben, um ihre Identität zu präsentieren und ihre Handlungsfähigkeit aufrecht zu erhalten (vgl. R.Arnold 1996, 119f).
Der Deutungsmusteransatz will nach Tietgens die Basis für ein erwachsenenspezifisches Anschlußlernen schaffen, indem die individuellen Voraussetzungen

und sedimentierten Zuschreibungen von den Lehrenden antizipiert und im konkreten Lernprozeß reflektiert werden, statt sie zu ignorieren oder abzuwerten (vgl. Tietgens 1981, 108).

Die Differenzerfahrung durch Einbeziehung divergierender Interpretationen und Deutungsmuster könnte dazu beitragen, die individuelle *Relevanz* aber auch *Relativität* der jeweiligen Position - im Sinne einer reflexiven Suchbewegung - herauszuarbeiten. Sie könnte einen Abgleich der Interessen im Hinblick auf Inhalt oder Methode herbeiführen und auch vorschnelle Urteile oder Mißverständnisse vermeiden helfen, indem die eigenen Deutungen überprüft, gefestigt oder korrigiert werden. Die (taktvoll-zurückhaltende) Einbeziehung des lebensweltlich geprägten Alltagswissens und der lebensgeschichtlich bedingten Erfahrungen kann also einen wesent-lichen Ausgangspunkt des Lernens darstellen. Dies bedeutet jedoch nicht, auf die ebenso nötige Analyse und Differenzierung des Vorwissens mit Hilfe von Leitungsimpulsen zu verzichten (vgl. Arnold 1996, 176f).

3.1.3.3 Metakognition und Reflexives Lernen

Nach Siebert bedeutet lebenslanges Lernen nicht lebenslängliche Verschulung, sondern Erwachsenenbildung soll als eine Art Lebenshilfe zum selbst gesteuerten Weiterlernen oder *'reflexiven Lernen'* - ganz im Sinne einer Unabhängigkeit von Dozenten oder organisierten Lernveranstaltungen - befähigen (vgl. Siebert 1997, 143; ders. in: Arnold 1996, 137). 'Reflexives Lernen' meint die Selbst(auf)klärung des Lernenden im Hinblick auf Lerninteressen, -stärken, -hemmnisse, -stile, -widerstände und Problemlösungsstrategien (vgl. Siebert 1997, 143). Reflexion wird von Siebert auf die Ebenen der Selbstreflexion/-kritik, der Gruppenreflexion/Metakommunikation sowie der Problem- oder Kontextreflexion bezogen (vgl. Siebert in: Arnold 1996, 138f).
Als ein didaktisches Konzept zur Befähigung zum 'reflexiven Lernen' gilt die *Metakognition*, also das Erkennen des Erkennens oder das Beobachten 2.Ordnung. Metakognition zielt auf die Beobachtung/Verbesserung der eigenen Lerntechniken (skills), auf die Überwindung von Lernhürden, die Planung und Koordination der eigenen Lernprozesse und die Entwicklung von Relevanzfiltern, um aus einer unübersehbaren Flut an Lerninhalten auswählen zu können (vgl. Siebert 1997, 144).

3.2. Struktur und Didaktik der schulischen Berufsbildung

3.2.1 Berufsausbildung im Dualen System

Während die Pflegekräftefortbildung dem Sektor der Erwachsenen- bzw. Weiterbildung zuzurechnen ist, ist die Erstausbildung im Bereich Krankenpflege dem Bereich der Berufsbildung (Sekundarstufe II) zuzuordnen. Das breite Feld der Berufsbildung umfaßt nach dem Berufsbildungsgesetz (BBiG) die beiden sehr unterschiedlichen Segmente der nichtakademischen Berufs*aus*bildung (die in diesem Kapitel behandelt werden soll) und der beruflichen *Weiter*bildung (die als Bestandteil der in den vorangegangenen Kapiteln skizzierten Erwachsenenbildung anzusehen ist). Beide Bildungsbereiche sind in rechtlicher, organisatorischer und didaktisch-methodischer Hinsicht (im Hinblick auf Bildungsziele und Adressaten) in vielerlei Hinsicht disparat, wenn auch in letzter Zeit verstärkt über eine Annäherung diskutiert wird (vgl. Arnold 1994, 64).

Da die bereits oben skizzierten didaktischen Grundsätze der Erwachsenen-/Weiterbildung auch für die *berufliche Weiter*bildung gelten können, soll der Fokus hier auf der beruflichen Erst*aus*bildung und dem 'Dualen System' liegen.
Im Gegensatz zum Bereich der Weiterbildung wird die berufliche Erst*aus*bildung nicht nur als ein Raum der Bildung für den Beruf, sondern auch als ein Ort der *Erziehung* betrachtet. Darüber hinaus ist sie durch eine Fülle an rechtlichen Regelungen in stärkerem Maße *normiert*. Eine wesentliche Parallele zur Weiterbildung findet sich jedoch in der Betonung der *Allgemeinbildung* (vgl. Schelten in Anlehnung an Grüner, in: Schelten 1992, 139).

Die Berufsausbildung soll auf die erstmalige Ausübung einer Berufstätigkeit vorbereiten, wobei diese Qualifizierung häufig an zwei Lernorten - dem Betrieb und der Berufsschule - und oft im Rahmen des sogenannten *'Dualen Systems'* durchgeführt wird. Die Organisationsform des 'Dualen Systems' beruht im Gegensatz zur rein schulischen Ausbildung oder zur innerbetrieblichen Fortbildung auf dem Zusammenwirken zweier rechtlich und institutionell getrennter Bildungsträger durch die Verschränkung von privat-betrieblicher und öffentlich-staatlicher Verantwortung.

Die Rechtsaufsicht für den betrieblichen Teil der Ausbildung wird durch das bundeseinheitlich geltende Berufsbildungsgesetz (BBiG) und durch die örtliche Handwerksordnung bzw. Industrie- und Handelskammer wahrgenommen. Für

den schulischen Teil der Ausbildung gelten Landesgesetze und -verordnungen (vgl. W.D.Greinert 1993, Kurseinheit 2, 41ff).
Als Vorteile des 'Dualen Systems' werden die Praxisnähe, die geringen Kosten für den Staat, die hohe Erfassungsquote in den Jahrgangskohorten und der geringe Bürokratisierungsgrad genannt (W.D.Greinert in Kaiser/Pätzold 1999, 183). Von Nachteil sind die schwierige Abstimmung zwischen Betrieb und Schule sowie die unterschiedliche Ausbildungsqualität auf betrieblicher Seite (vgl. Schelten 1994, 61f).

Die traditionellen Strukturen des Dualen Systems scheinen durch die aktuelle technologische Entwicklung eher gefährdet zu sein. W.D.Greinert nennt in diesem Zusammenhang zwei Hauptkrisenmomente, nämlich den "eklatanten Bedeutungsverlust der traditionellen Lernorte Arbeitsplatz und Schule" sowie eine Gewichtsverlagerung innerhalb der beruflichen Bildung ... zur Weiterbildung (Greinert 1993, Kurseinheit 2, 58).
Vor allem aber muß die praxisorientierte Qualifikation - und dies gilt in gewissem Maße für den außerhalb des Dualen Systems angesiedelten Krankenpflegeberuf - gegenüber dem gymnasial-universitären Weg als minder privilegierend angesehen werden (z.B. im Hinblick auf die Möglichkeiten einer akademischen Anschlußausbildung und die damit verbundenen Aufstiegschancen). Vor diesem Hintergrund ist es besonders frappant, dass die Krankenpflegeausbildung nicht in von staatlicher Seite kontrollierten Fachschulen durchgeführt wird (vgl. Kap. 4).

3.2.2 Theoreme der Berufspädagogik

Berufs- und wirtschaftspädagogische Theorien befassen sich mit der gewerblich-technischen sowie der kaufmännischen Berufserziehung (vgl. auch Arnold 1992, 14) im Hinblick auf die Anforderungen und Gestaltungsmöglichkeiten innerhalb der Arbeitswelt.

Im folgenden sollen in Anlehnung an R.Arnold (1992) einige neuere Theoreme der Berufs- und Wirtschaftspädagogik vorgestellt werden, die sich meist kritisch mit dem Berufsbegriff auseinandersetzen, für eine verstärkte Akzentuierung der außerfachlichen (Schlüssel-)qualifikationen votieren und auf eine Annäherung von Berufs- und Allgemeinbildung hinwirken wollen.

Die hier vorgestellten Theoreme sind: der *subjekt-orientierte* Ansatz (Brater), das Konzept der *Arbeitsorientierung* (Lisop/Huisinga), die *moralisch-ideologiekritische* Berufspädagogik (Lempert), das Konzept der *Antizipation* (Bunk/Zabeck) sowie die Theorie der *Qualifizierung* (Rauner).

Die Soziologen Beck/Brater/Daheim vertreten zu Beginn der 80er Jahre mit ihrem *subjektorientierten* Konzept - das sich an die formale Bildungstheorie des Neuhumanismus anlehnt - die Ansicht, dass der Beruf als eine 'subjektive Entwicklungsschablone' die individuelle Entwicklung wie das konkrete Verhalten bestimmt. Die berufliche Qualifizierung bzw. Tätigkeit erfaßt demnach Teile der Persönlichkeit, denn sie kann Identität verleihen und auch zugleich beschränken (vgl. Beck/Brater/Daheim in: Arnold 1992, 22ff).
Darauf aufbauend kommt M.Brater zu dem Schluß, dass der Beruf bzw. die berufliche Qualifizierung auch eine Entwicklungsblockade für die einzelne Persönlichkeit darstellen kann. Daher sollten die berufsbildenden Inhalte unabhängig von einem vermeintlich objektiven Bedarf ausgewählt werden. Die berufliche Bildung solle vielmehr - im Sinne einer *allgemeinen Persönlichkeitsbildung* - individuelle Entwicklungshilfe leisten und die unterentwickelten Fähigkeiten unter Berücksichtigung der konkreten Persönlichkeit und ihrer Situation verstärkt fördern (vgl. Brater in: Arnold 1992, 24ff). Als methodische Elemente werden offene Handlungssituationen zur Stärkung des Ich mit Hilfe von selbst gesteuertem Lernen, Erlebnispädagogik oder künstlerische Übungen genannt. Nach Brater soll Berufsbildung somit verstärkt als Allgemeinbildung betrachtet werden. Die Nähe zum Begriff des Identitätslernens aus der Erwachsenenbildungsdidaktik ist unübersehbar.

Auch I.Lisop/R.Huisinga streben eine Revision des beruflichen Bildungsbegriffs an, wobei ihre Thesen vorrangig auf das Lehrpersonal zielen. Ihr Konzept einer *'arbeitsorientierten Exemplarik'* - die sich im weiteren Sinne auch an W.Klafkis Prinzip des Exemplarischen orientiert (vgl. Kap. 2.1.2.1) - will als eine Art polytechnische Grundbildung die *extrafunktionalen (Schlüssel-)Qualifikationen* wie die Entwicklung von kognitivem Vermögen, Wahrnehmungsfähigkeit und Kommunikationsbereitschaft stärker berücksichtigen.

Ähnlich wie Brater betonen die Autoren mithin die Bedeutung der allseitigen Bildung. Die Lerninhalte sollen in ihren ganzheitlichen Bezügen beleuchtet werden, indem ausgehend von den komplexen kognitiven wie psychosozialen Erfahrungen der Teilnehmer eine Verknotung von subjektiver Biographie, kollektiver Erfahrung und thematischen Aspekten angeregt wird.

"Die Exemplarik hat nichts mit Beispielen zu tun, ... sondern (ist) ein gestaltendes Prinzip durch Wahrnehmen, Auslegen, Zuordnen von Wesen und Erscheinung, Ganzem und Teilen, Strukturen und Prozessen (vgl. Lisop/ Huisinga 1984, in: Arnold 1992, 32). Bildung kann demnach gelingen, wenn Arbeit als Raum *allseitiger* menschlicher *Entfaltungsmöglichkeiten* betrachtet wird.

W.Lempert vertritt - in der Tradition von Kerschensteiners Konzept einer staatsbürgerlichen Erziehung, aber auch in geistiger Nähe zur kritischen Erziehungswissenschaft und Didaktik - eine sozialisationstheoretisch begründete, empirisch fundierte und *moralpädagogisch* orientierte Theorie der Berufsbildung. Es gilt nach Lempert, die Emanzipation und Mündigkeit der Individuen, und zwar im besonderen - als außerfachliche Grundqualifikationen - moralische Sensibilität, kommunikative Kompetenz, Konflikt- und Verantwortungsfähigkeit sowie Interesse an Partizipation zu fördern (vgl. Lempert 1988 und 1991, in: Arnold 1992, 40f).

Eine zu den oben vorgestellten Theoremen querliegende Argumentation vertreten Bunk/Zabeck mit ihrem von ungebremsten Fortschrittsoptimismus geprägten und gegen die emanzipatorische Berufspädagogik gerichteten konservativ-technokratischen Ansatz einer *antizipierenden* Berufspädagogik. Nach ihrer Ansicht sollen die zukünftigen beruflichen Anforderungen vorweggenommen und didaktisch bearbeitet werden. Auch sie plädieren für eine 'Entspezialisierung' und die Förderung außerfachlicher Qualifikationen, wobei diese - im Gegensatz zu einer kritisch-emanzipativen Pädagogik - zur *Akzeptanz* der Wandlungsprozesse, zu sozialer Konsensbereitschaft und zur *Anpassung* an das Gegebene beitragen sollen (vgl. Bunk 1982/1990 und Zabeck 1984/1991, in: Arnold 1992, 42-45).

Im diametralen Gegensatz zu dieser Position steht das *Qualifizierungskonzept*, das eine Gruppe um den Berufspädagogen F.Rauner vertritt. Diese fordert, dass die Absolventen beruflicher Bildungsmaßnahmen durch umfassende Qualifikationen in die Lage versetzt werden sollen, ihre Arbeits(markt)-Bedingungen *selbst* zu *gestalten* und nicht die Berufsbildung und -ausübung durch die Technik determiniert werden solle (vgl. Rauner 1987, 1989, 1991, in: Arnold 1992, 49ff).

Bei den hier skizzierten Positionen wird - bis auf die abweichende Haltung von Bunk/Zabeck - eine Berufspädagogik vertreten, die sich nicht unkritisch den jeweiligen Anforderungen des Arbeitsmarktes unterordnet und ihren Auftrag nicht darauf beschränkt, dass die Lernenden lediglich den vorgegebenen

Leistungsansprüchen genügen sollen. Vielmehr will sie sich verstärkt dem einzelnen Lerner zuwenden und ihn mit einem solch umfassenden Bündel an fachlichen und außerfachlich-allgemeinbildenden Qualifikationen ausstatten (vgl. auch Arnold 1994, 57ff), dass dieser imstande ist, gesellschaftliche, betriebliche und berufliche Veränderungen wahrzunehmen sowie Arbeitsmarkt, Arbeitsplatz und Arbeitsbeziehungen zu hinterfragen und selbstbewußt-partizipierend mitzugestalten. Es geht um ein Lernen, das das persönlichkeitsorientierte Bildungskonzept und die Anforderungen moderner Unternehmens- und Organisationsentwicklung gleichermaßen aufgreift (Stichworte sind z.B. Begriffe wie Lernort Arbeitsplatz oder lernendes Unternehmen - vgl. G.Pätzold 1998, 158ff).

Eine gewisse Verwandtschaft zu einigen Theorieansätzen in der Erwachsenenpädagogik (man denke nur an das Postulat des reflexiven Identitätslernens) sind nicht zu übersehen, wobei in der Berufspädagogik allerdings der Blick auf Anforderungen, Folgen und Gestaltungsmöglickeiten von Arbeit überwiegt.

3.2.3 Didaktik der schulischen Berufsbildung: Handlungskompetenz, Schlüsselqualifikationen und Allgemeinbildung

Die Didaktik des beruflichen Lernens ist - wie oben bereits angedeutet - entweder arbeits-, berufs-, organisationsspezifisch oder allgemein-didaktisch orientiert (vgl. Twardy in Kaiser/Pätzold 1999, 173).
Inhalte, Ziele und Methoden der beruflichen Didaktik werden zum einen durch den *beruflichen Handlungsraum* sowie durch die in den *Fachdisziplinen* erarbeiteten Problemstellungen/lösungen geprägt. Außerdem sind *Interessen* von Arbeitgeber- und Arbeitnehmergruppen wirksam und schließlich müssen auch berufliche Lernprozesse im Hinblick auf die jeweiligen *Adressaten* hin geplant und durchgeführt werden (wie z.B. Geschlecht und Nationaliät innerhalb der Lerngruppe als soziale Determinanten).

Die beiden zentralen Kategorien der Didaktik der (schulischen) Berufsbildung sind der Begriff der *'Handlungskompetenz'* und das Leitprinzip der *'Schlüsselqualifikationen'*.

Unter beruflicher <u>Handlungskompetenz</u> ist ein Handlungsrepertoire zu verstehen, dass - aus einer ganzheitlichen Sicht - *fachliche, methodische, soziale* und *personale* Fähigkeiten umfaßt. Sie sollen den einzelnen in den Stand setzen, die komplexen Anforderungen der beruflichen (sowie der privaten und öffentlichen) Umwelt zu verstehen und durch ziel-/selbstbewußtes, flexibles und kritisch-reflektierendes Handeln zu gestalten (vgl. Pätzold in Kaiser/Pätzold 1999, S.57f und Arnold 1994, 42f). Der Begriff der Handlungskompetenz umschließt nach Ansicht Pätzolds den Begriff der Qualifikation und steht eher in der Tradition des Bildungsbegriffs (ebd.). Dennoch ist die Überschneidung mit dem Terminus Schlüsselqualifikationen, als "Zielgrößen einer ganzheitlichen Berufsbildung" (Arnold 1994, 142) nicht zu übersehen.

Die sogenannten Schlüsselqualfikationen sollen angesichts der sich stets wandelnden beruflichen Anforderungen und wachsenden Handlungsspielräume ein Rüstzeug für das Leben in einer dynamischen Arbeitswelt bereitstellen (vgl. Schelten 1994, 145ff; R.Dubs in: Arnold/Lipsmeier 1995, 174f). Dies ist nach R.Arnold eine paradoxe Aufgabenstellung und auch ein Risikopotenzial für die ausbildenden Betriebe, über die jeweils nötigen, internen Anforderungen hinaus zu qualifizieren (ebd., 143 f).

Der Begriff der Schlüsselqualifkationen entsprang der seit Mitte der 70er Jahre von D. Mertens u.a. vertretenen Einschätzung, dass die allgemeine Befähigung zur Problembewältigung Vorrang gegenüber der Vermittlung spezialisierter Fertigkeiten haben müsse. Der Katalog der zu erlernenden, *außer*fachlichen Fähigkeiten wurde im Laufe der Jahre ständig modifiziert und erweitert (von Basisqualifikationen wie konzeptionelles Denken über Arbeitstugenden bis hin zu sozialen und personalen Qualifikationen), so dass dieser Terminus zu einem äußerst unscharfen, in der öffentlichen Debatte verschlissenen Begriff (vgl. Arnold 1994, 142), zu einer Art "methodisch-didaktischem Passepartout" (Pätzold in Kaiser/Pätzold 1999, 341) mutierte. Immerhin macht aber die stete Fortschreibung des Konzepts extrafunktionaler Qualifizierung die Annäherung von beruflicher und allgemeiner Bildung deutlich. So fordern 1992 auch die Spitzenverbände der deutschen Wirtschaft, die 'Gleichwertigkeit von allgemeiner und beruflicher Bildung' (vgl. Arnold 1994, 67).

Der jüngere Kanon der Schlüsselqualifikationen steht daher nicht von ungefähr in großer inhaltlicher Nähe zu den von Pätzold geforderten Handlungskompetenzen aber auch zu Zielbeschreibungen aus der Allgemeinen Didaktik (z.B. Klafkis Grundfähigkeiten). Schelten nennt unter anderem die folgenden Schlüsselqualifikationen (vgl. Schelten 1994, 147):

- *Materiale* Kenntnisse/Fertigkeiten auf fachlichem, berufspraktischem Gebiet (inkl. allgemeinbildender Kenntnisse)

- *Formale* Fähigkeiten
  - im kognitiven Bereich: analytisches, synthetisches und kritisches Denken, Problemlösungsfähigkeit und Kreativität
  - im psychomotorischen Bereich: berufsspezifische Motorik/Sensibilität, manuelle Geschicklichkeit, Koordination und Kondition

- *Personale* Fähigkeiten
  - Arbeitstugenden wie Zuverlässigkeit oder Streben nach Arbeitsqualität
  - Selbstvertrauen, Selbständigkeit, Kritikfähigkeit

- *Soziale* Fähigkeiten wie Kommunikations-/Kontaktfähigkeit, Kooperationsbereitschaft, Teamgeist und Toleranz

Eine herausragende Bedeutung kommt angesichts eines solchen Kanons, der vor allem die Reflexions-, Kritik- und Handlungsfähigkeit des Lernenden im Blick hat, dem Prinzip der Handlungs- und Praxisorientierung zu, dem auch die Allgemeine Didaktik einen hohen Stellenwert beimißt (vgl. Kap. 2.1.3). Auch in der heutigen Berufspädagogik wird Handlungsorientierung als ein wesentliches Unterrichtskonzept betrachtet, da sie zum Einüben in die Nutzung von Entscheidungs- und Gestaltungsspielräumen beitragen kann (vgl. Arnold/Lipsmeier/ Münk, in: Arnold/Lipsmeier 1995, 13). Dabei werden vor allem Methoden wie Diskussion, Gruppenarbeit, Projektunterricht, experimentelles Lernen, Fallstudie oder Plan-, Simulations- oder Rollenspiele genannt (vgl. Pätzold 1997, Bd.1 64f, 79f, 85,f, 87f; Bd. 2, 13f, 32f, 38f).

Handlungsorientierung im Rahmen schulischer Berufsbildung ermöglicht u.a.:
- die Ausgestaltung von Arbeitsplätzen zu Lernplätzen,
- die Eröffnung von Spielräumen für entdeckendes, selbstgesteuertes Lernen,
- Lern-Arrangements, die auf authentischen oder symbolisch repräsentierten Arbeitshandlungen basieren,
- die Förderung kognitiver, persönlicher und kommunikativer Kompetenzen durch induktives, übergreifendes Lernen (vgl. Czycholl/Ebner, in: Arnold/Lipsmeier 1995, 40f).

Viele didaktische Ansätze der (schulischen) Berufsbildung betonen ebenso wie allgemein-didaktische oder erwachsenenpädagogische Positionen die Zielstellung der allgemein gebildeten, kritischen, selbständig weiterlernenden und selbstbewußt handelnden Persönlichkeit, deren Qualifikationsprofil über die jeweiligen Anforderungen des Arbeitsmarktes weit hinausgeht und zur Mitgestaltung der eigenen Arbeitsinhalte und -bedingungen befähigt.

P.Weinbrenner nennt in einer thesenartigen Aufstellung unter anderem folgende allgemeinbildende Inhalte der beruflichen Bildung. Allgemeinbildung soll

- einen Beitrag leisten, objektive Ansprüche und subjektive Bedürfnisse auszubalancieren,
- helfen, die Entfremdung in der hochspezialisierten, arbeitsteiligen Gesellschaft zu überwinden,
- die Eindimensionalität der ökonomisch-technischen Systemrationalität aufzeigen,
- die Zwecke beruflichen Handelns reflektieren und die neuen Normen der 'Umweltverträglichkeit' und 'Sozialverträglichkeit' wertschätzen lernen,
- den gesellschaftlichen, ökologischen und politischen Charakter von Berufsarbeit sichtbar machen,
- die gegenwärtigen und künftigen Probleme der Gesellschaft aufgreifen und zur Wiedergewinnung der Zukunftsfähigkeit beitragen (vgl. Weinbrenner 1995, 251f).

Gegenüber dem einseitigen materialen Bildungsbegriff gewinnt also auch im Bereich der Berufsbildung die formale Bildung an Bedeutung, die die persönlichen Fähigkeiten und Kräfte integrieren will und dabei die Eigentätigkeit der Lernenden betont (vgl. Arnold 1994, 58). Diese Positionen befinden sich in direkter inhaltlicher Nähe zu den allgemein-didaktischen Modellen von W.Schulz und W.Klafki, die ebenfalls für eine umfassende, "allseitige" Bildung (Schulz 1988, 7) bzw. eine zeitgemäße <u>Allgemeinbildung</u> (Klafki 1991, 43) votieren.

4. Rahmenbedingungen der Aus- und Weiterbildung in Pflegeberufen

Die Pflegeberufe sind zu den nicht-akademischen Gesundheits- und Sozialberufen zu rechnen und umfassen im Kernbereich Krankenschwester/-pfleger, Kinderkrankenschwester/-pfleger, Krankenpflegehelferin/-helfer, Hebammen/ Entbindungspfleger sowie Altenpfleger/in. Die größte Berufsgruppe stellen dabei die Krankenschwestern/-pfleger mit einem Anteil von ca. 370.000 Beschäftigten (vgl. Vogel in: Kaiser/Pätzold 1999, 326; 327).

Der Pflegebereich ist in rechtlicher, administrativer, institutioneller und pädagogischer Hinsicht außerhalb des üblichen Berufsbildungsrahmens angesiedelt. Dies zeigt sich nicht nur in spezifischen Gesetzesbestimmungen und Ausbildungsgängen (vgl. Dielmann 1991, 20), sondern auch in der ministeriellen Zuständigkeit (Arbeits-, Sozial- oder Gesundheits- statt Kultusministerien), im Wildwuchs von oft, kleineren Ausbildungsstätten in freier Trägerschaft sowie in artfremden Finanzierungen (Krankenkassenbeiträge oder Schulgelder statt öffentliche Zuschüsse)(vgl. Vogel 1999, ebd.).

Innerhalb des Bildungswesens stellt die Ausbildung in Pflegeberufen in zweifacher Hinsicht einen Sonderfall dar (siehe auch Tabelle im Anhang - Kap. 8):

- Zum einen ist die Erstausbildung des Pflegepersonals nicht im Berufsbildungsgesetz (BBiG) geregelt und daher nicht vergleichbar mit der Berufsausbildung innerhalb des Dualen Systems. Vielmehr gelten unterschiedliche, bundesländerspezifische Regelungen (z.B. für den Bereich der Altenpflege) oder Berufszulassungsgesetze wie das 'Gesetz über die Berufe in der Krankenpflege (KrPflG)' und die 'Ausbildungs- und Prüfungsverordnung für die Berufe in der Krankenpflege (KrPflAPrV)'. Es existiert keine bundeseinheitliche, der BBiG-Vorgabe vergleichbare Ausbildungsordnung sowie keine Überprüfung der Eignung der Ausbilder (vgl. Hogrefe 1994, 49).

Die Ausbildung wird nicht von staatlichen Fachschulen durchgeführt, sondern in den 'Schulen des Gesundheitswesens' mit Berufsfachschulcharakter. Dadurch ist die Pflegeausbildung nicht in die Sekundarstufe II des Bildungswesens integriert und die Möglichkeit einer akademischen Nachqualifikation ist nicht gegeben (vgl. Wittneben 1991, 11).

Aufgrund der Länderregelungen sind Dauer und Schwerpunkte der Ausbildung höchst different, wobei die Durchführung oft freien Trägern wie Kirchen und

Wohlfahrtsverbänden obliegt. Es fehlen klare curricular-didaktische Vorgaben und die Praxisanleitung (am Arbeitsplatz auf der Station) wird in der Regel auf didaktisch ungenügende, da unsystematische Weise und durch pädagogisch unzureichend ausgebildetes Personal vorgenommen (vgl. Hogrefe 1994, 51).

- Da zum anderen die Krankenpflegeausbildung in einer 'Grauzone' zwischen der dual-betrieblichen Ausbildung und den schulischen Ausbildungsgängen angesiedelt ist, ist ein akademischer Abschluß für die dort tätigen hauptamtlichen Lehrkräfte bislang nicht erforderlich (vgl. Ertl-Schmuck 1990, 14). Daher hat die Ausbildung der Lehrkräfte nicht den Charakter einer grundständigen Ausbildung. Vielmehr ist sie vorwiegend im Sektor der (beruflichen) *Weiter*bildung verankert und wird eher als Ergänzung der Pflege-Erstausbildung betrachtet.
Auch für den Bereich der Lehrerausbildung liegen somit keine allgemein verbindlichen Gesetzesregelungen vor, ebensowenig gibt es eine einheitliche Berufsbezeichnung (vgl. Ertl-Schmuck 1990, 15). Auch hier ist ein Wildwuchs an unterschiedlichsten Weiterbildungseinrichtungen sowie unterschiedlichsten Studiengängen zu verzeichnen. Letztere sind entweder pflegedidaktisch (z.B. Universität Hamburg), berufspädagogisch (z.B. Universität Osnabrück) oder medizinpädagogisch (z.B. Humboldt-Universität) ausgerichtet.

Daher gilt immer noch die Anfang der 90er Jahre von R.Ertl-Schmuck getroffene Feststellung: "Das Ziel einer vereinheitlichten und durchlässigen Bildung im Bereich Krankenpflege ist... mit enormen Schwierigkeiten verbunden. Die Vielzahl der Interessen, Organisationen und Fachverbände sind Ausdruck für die vorherrschende Uneinigkeit und das weitverzweigte Spektrum von Intentionen und Einstellungen..." (Ertl-Schmuck 1990, 16; vgl. auch Wanner 1987, 238f).

5. Pflegewissenschaftliche Positionen als Bezugspunkte einer Fachdidaktik Pflege

Die Pflege von kranken, alten oder behinderten Menschen vollzieht sich zwischen den Polen Krankheit und Gesundheit, Abhängigkeit und Autonomie sowie sozialer Isolation und Integration. Pflege im modernen Sinne beinhaltet nicht allein die Ausführung pflegerischer Maßnahmen im Gefolge ärztlicher Anordnungen, sondern umfaßt auch in hohem Maße die eigenständige Beobachtung, Betreuung und Beratung des Patienten (vgl. Ertl-Schmuck 1990, 42f).

Gegenstand der Pflegewissenschaft ist die Theorie und Praxis der Pflege mit dem Ziel ihrer Verbesserung (vgl. Hollands 1993, 63). In der jüngeren pflegewissenschaftlichen (und auch -didaktischen) Literatur hat sich in den letzten beiden Jahrzehnten eine Trendwende vollzogen. Pflege wird nunmehr als komplexes Tätigkeitsfeld aufgefaßt, dass sich nicht auf Fragen der Krankheitsbewältigung beschränkt, sondern medizinische und psychosoziale Aspekte, physische und psychische Gesundung sowie auch Prävention und Hilfe zur Selbstpflege umfaßt (vgl. Ertl-Schmuck 1990, 42f; Wittneben 1991, 2ff, 13, 18-79, 321f; Moers u.a. 1997, 283; Robert Bosch Stiftung 1996, 11). Es fand somit eine Verlagerung vom positivistischen oder biomedizinischen Paradigma auf *phänomenologische, anthropologisch-humanistische* und *interaktionistische* Auffassungen statt. Durch diesen Perspektivwechsel von der Krankheits- zur Patientenorientierung wird nun der Patient als *Subjekt* im Pflegeprozeß wahrgenommen. Schlüsselbegriffe sind Ganzheitlichkeit, Handlungsfähigkeit, Unabhängigkeit und Entwicklungsfähigkeit mit Blick auf die Adressaten der Pflegemaßnahmen (vgl. Moers u.a. 1997, 283f, Robert Bosch Stiftung 1996, 11; Wittneben 1991, 149ff).
Die deutschsprachige Pflegewissenschaft befindet sich in vielerlei Hinsicht noch im Anfangsstadium und greift daher vor allem auf pflegewissenschaftliche Ansätze aus dem anglo-amerikanischen Raum zurück. An dieser Stelle sollen nun einige dieser Theorieansätze grob skizziert werden, um den oben angedeuteten Paradigmenwechsel an einigen Beispielen zu konkretisieren. Eine detailliertere Darlegung und Bewertung der genannten Theorien ist im Kontext dieser Untersuchung allerdings nicht möglich.

Im tradierten Pflegeverständnis, das sich mit arztbezogener Krankheitsorientierung beschreiben läßt, wurde das pflegende Personal auf Handlanger-, Assistenz- und allenfalls Überwachungsfunktionen (mit nur geringer Eigenständigkeit) reduziert (vgl. Wittneben 1991, 29f; 39f).

Einen ersten Schritt aus dem Schatten dieses rein medizinischen Pflegeverständnisses hat G. du Mont mit ihrer neurophysiologischen Krankenpflegetheorie unternommen (vgl. du Mont 1987). In ihrer Theorie der *'cholingerischen Reizpflege'* werden auch die erheblichen Nebenwirkungen medizinischer und pflegerischer Eingriffe auf das Wohlbefinden des Patienten bedacht. Der schonenden, atraumatischen Vorgehensweise wird hier erste Priorität eingeräumt. So sollen hochfrequente Reize wie das Einführen von Instrumenten als solche erkannt und - wo möglich - angemessen kompensiert sowie niederfrequente, angenehmere Reize (wie gedämpftes Licht, ruhige Bewegungen oder angenehme Sprache) verstärkt werden (vgl. du Mont 1987, in: Wittneben 1991, 53f, 60f). Wenn auch in du Monts verhaltensorientiertem Modell dem Pflegepersonal mehr Eigenständigkeit zugestanden wird, ist dieses dennoch ganz der neo-bavioristischen Theorie verpflichtet.

Eine Überschreitung der behavioristischen Sicht gelingt C.Roy und H.A.Andrews mit ihrer *Adaptationslehre*. In Anlehnung an die Systemtheorie Bertalanffys gehen die Autoren davon aus, dass menschliche Systeme die Fähigkeit zur Anpassung an die körperliche wie gesellschaftliche Umwelt besitzen und umgekehrt auf die Umwelt einwirken können (vgl. Roy/Andrews, in: Schaeffer 1997, 229, 247f). Der Mensch wird als bio-psycho-soziales Wesen aufgefaßt, der in einer ständigen Wechselbeziehung zu seiner sich stets verändernden Umwelt steht. Die Autoren unterscheiden in ihrem ganzheitlichen Modell vier Adaptations- oder Anpassungsbereiche, nämlich das System des Körperlichen (Bedürfnis nach physiologischer Integrität), das System des Selbstkonzepts (Bedürfnis nach psychischer Integrität), das System der Rollenfunktion (soziale Integrität) und das System der Interdependenz (affektive Integrität) (vgl. ebd., 239; vgl. auch Drerup 1998, 78ff). Ziel der Pflege ist die Förderung der Anpassung, also des Integriertseins, um eine Gesundung, eine höhere Lebensqualität oder auch ein Sterben in Würde zu ermöglichen (vgl. ebd. 247f; vgl. auch Chinn/Kramer 1996, 197).

Eine völlig neue Perspektive, die den Patienten als einmaliges, selbständiges und aktives Individuum betrachtet, wurde von V.Henderson und D.Orem seit Ende der 50er Jahre entwickelt. Nach V.Henderson soll der Patient so konsequent wie möglich auf dem Weg in die *Unabhängigkeit* unterstützt werden. Die Pflege solle den einzelnen befähigen, "die Aktivitäten auszuführen, die zu einem guten

Gesundheitszustand oder zu seiner Heilung (oder einem friedvollen) Tod führen..." (Henderson, in: Kirkevold 1997, 51). Die Pflege soll daher dazu beitragen, die Grundbedürfnisse wie Obdach, Nahrung, Kleidung, Liebe, Anerkennung oder Zusammengehörigkeit zu erfüllen, wobei sie von der individuellen Akzentuierung dieser Bedürfnisse durch den jeweiligen Patienten ausgehen soll (vgl. ebd. 52f).

D.Orems Pflegeauffassung ist mit der von V.Henderson eng verwandt, denn auch sie betont die Handlungsfähigkeit und Unabhängigkeit des Patienten. Der Schlüsselbegriff in D.Orems Theorie ist die *Selbstfürsorgekompetenz* (vgl. Orem 1985 und Orem 1997, in: Schaeffer 1997, 85-98; vgl. auch Wittneben 1991, S.102-136). Mit Hilfe der Selbstpflege oder Selbstfürsorge kann die strukturale Integrität bewahrt, können Leben, Gesundheit und Wohlbefinden erhalten werden. Solange die Selbstfürsorge des einzelnen Menschen gewährleistet ist (bei Kindern, Kranken oder Behinderten übernehmen dies private Bezugspersonen), bleibt die professionelle Pflege verzichtbar. Letztere soll erst dann intervenieren, wenn die privaten Selbstfürsorge-Ressourcen erschöpft sind und auch nur so lange, bis das Selbstpflegedefizit behoben ist (vgl. Orem 1997, 87ff). Pflegekräfte müssen also vor der Einleitung von Maßnahmen den Grad der jeweiligen Selbstpflegekompetenz exakt diagnostizieren (vgl. Chinn/ Kramer 1996, 193).

Auch J.Travelbee geht (vor dem Hintergrund der existentialistischen Philosophie) von der individuellen Einzigartigkeit des Menschen aus, der die Pflege mit jeweils spezifisch abgestimmten Maßnahmen Rechnung tragen müsse. Ähnlich wie bei H.E.Peplau liegt hier der Fokus auf der *interpersonalen*, persönlichen Beziehung zwischen Pflegekraft und Patient. Das Wissen um Kommunikation (als wechselseitiges Interaktionsgeschehen) soll die professionell Pflegenden dabei unterstützen, eine zwischenmenschliche Beziehung aufzubauen, innerhalb derer die Patientenbedürfnisse festgestellt und die Pflegeziele gemeinsam festgelegt werden können (vgl. Kirkevold 1997, 77-83; Chinn/ Kramer 1996, 184, 189).
Paterson und Zderad stellen die dyadische Beziehung Patient-Pflegekraft ebenfalls ins Zentrum ihres *humanistischen Pflegeansatzes*. Im Anschluß an Martin Buber, an die phänomenologische Soziologie von A.Schütz und an die humanistische Psychologie C.Rogers verstehen sie Pflege als Mitsein mit dem Patienten, als fürsorgende, empathische Reaktion auf die Bedürfnisse von Menschen. Die beiden Autoren propagieren als erste eine phänomenologische Pflegeperspektive, die Pflegephänomene durch "unmittelbares Erleben, durch

Beobachtung des Verhaltens anderer oder durch Nachdenken über eigene Erfahrungen... intuitiv ... erfassen (will)... Die Methode umfaßt also ... intuitives Verständnis des Phänomens, analytische Untersuchung, Synthese und Beschreibung" (Paterson/Zderad, zitiert in: Schaeffer 1997, 167). Ausgangspunkt für pflegerisches Handeln soll die befundgetreue Beschreibung und Analyse der eigenen Wahrnehmungen und Erfahrungen sein.

Schon diese kurze Übersicht macht deutlich, dass die verschiedenen Pflegetheorien die Pflegetätigkeit aus unterschiedlichen Perspektiven beleuchten (behavioristische, systemtheoretische, kommunikative oder humanistische Sicht). Allerdings läßt sich eine Übereinstimmung feststellen im Hinblick auf die oft postulierte Schonung und individuelle Förderung des Patienten (der als *mündiges Subjekt* gesehen wird) sowie auf die gestiegene *Eigenverantwortlichkeit der Pflegekräfte*, die notwendigerweise ein höheres Maß an psychosozialer Kompetenz erfordert. Für viele dieser Theorien gilt allerdings, dass sie nicht auf analytischer Rekonstruktion der Wirklichkeit und empirischer Überprüfung basieren, sondern auf einem hohen Abstraktionsniveau Regeln für eine idealtypische Pflegerealität entwerfen sowie monistische und normative Tendenzen beinhalten. Nachdem in der Frühphase pflegewissenschaftlicher Theoriebildung oftmals die Idee einer umfassenden, widerspruchsfreien Einheitstheorie vertreten wurde und sich in der daran anschließenden Phase der Desillusionisierung ein oft kontraproduktiver Streit der unterschiedlichen Strömungen anschloß, wird heute eher für einen Theorien-Pluralismus, eine Überwindung des Theorie-Praxis-Gefälles, eine stärkere Fundierung durch eine empirisch ausgerichtete Pflegeforschung sowie für Theorien mittlerer und kleinerer Reichweite plädiert.

Auch innerhalb der deutschsprachigen Pflegewissenschaft gewinnt in jüngster Zeit - vor allem unter dem Einfluß der britischen Pflegetheorien - eine pragmatisch-eklektizistische Perspektive an Bedeutung. Diese plädiert dafür, dass Pflegekonzepte eine höhere Relevanz für die berufliche Praxis haben müssen und dass die Vielfältigkeit der Pflegesituationen einen differenzierten und flexiblen Gebrauch unterschiedlicher Pflegetheorien erfordert (vgl. Moers u.a. 1997, 284-293; vgl. auch Schröck 1998, 23f).
Im nachfolgenden Kapitel wird auch dargelegt, dass in den zur Zeit vorliegenden pflegedidaktischen Ansätzen kaum eine Rezeption der oben skizzierten Pflegetheorien stattgefunden hat. Nur K.Wittneben hat ihren Entwurf einer multidimensionalen Patientenorientierung (vorrangig) auf eine spezifische Pflegetheorie - auf das Modell von D.Orem - bezogen.

6. Positionen zu einer Fachdidaktik Pflege

6.1. Allgemeine Überlegungen zu einer Fachdidaktik Pflege

Das Tätigkeitsfeld von Krankenpflegelehrkräften umfaßt zum einen organisatorische Aufgaben wie Beratung, Einsatzplanung und/oder Praxisanleitung der Schüler sowie Erstellung eines umfassenden Lehrplans für alle Fächer. Darüber hinaus nehmen sie in der Regel eigene Lehraufgaben in den berufsspezifischen Fächern wie Allgemeine/Spezielle Krankenpflege und Berufskunde sowie anteilig in Fächern wie Anatomie, Biologie, Chemie, Hygiene, Rechtskunde, Pädagogik, Psychologie und Soziologie wahr. Insgesamt kommen auf die Lehrenden gestiegene Anforderungen zu aufgrund einer stärkeren Orientierung am *human-ganzheitlichen* Pflegeverständnis, der notwendigen Verbesserung der *Anleitungssituation* auf den Stationen und der Notwendigkeit einer *fächerübergreifenden* Theorie (vgl. Ertl-Schmuck 1990, 14).

Mit Blick auf die verstärkt diskutierte Patientenorientierung in der Pflege (vgl. Kap. 5) scheint es daher unabdingbar, dass die Krankenpflegelehrer befähigt werden sollten, die auszubildenden Pflegekräfte auch in *sozialwissenschaftlichen Fächern* wie Soziologie, Psychologie und Pädagogik angemessen zu unterrichten. Außerdem müßten die Lehrpersonen in den Stand gesetzt werden, sich umfassend mit makro- und mikro*didaktischen* Fragestellungen in Theorie und Praxis zu befassen. Aus diesen Gründen wäre in fachlicher und pädagogisch-didaktischer Hinsicht eine Professionalisierung der Ausbildung im Sinne einer pflege- und erziehungswissenschaftlichen Fundierung vonnöten (vgl. auch Ertl-Schmuck 1990, 14; 34).

Welche Anforderungen wären vor diesem Hintergrund an eine Fachdidaktik Pflege, also an ein Konzept zur Ausbildung von Krankenpflegelehrern und eine untergeordnete Theorie zum Krankenpflegeunterricht zu stellen?
Fachdidaktik ist im Schnittpunkt von Fachwissenschaft und Allgemeiner Didaktik angesiedelt (vgl. Kap. 2.1.1). Eine Fachdidaktik Pflege, die einerseits zwischen Allgemeiner Didaktik bzw. Didaktik der Erwachsenen-/Berufsbildung und der Pflegewissenschaft andererseits zu verorten wäre, hätte demnach die Frage nach Planung und Durchführung von Lehr-/Lernprozessen im Bereich von Krankenpflegeausbildung und Pflegelehrerfortbildung zu untersuchen und zwar - als "Didaktik im weiteren Sinne" (vgl. Klafki 1964, 89) - in makro- wie mikrodidaktischer Hinsicht.

Pflegedidaktisches Handeln hätte - in Anlehnung an Flechsig/Haller (vgl. Kap. 2.1.1) - zum einen *makrodidaktische* Fragen zu klären wie die Entwicklung einer bildungstheoretischen Perspektive, die pflege- und erziehungswissenschaftlich zu begründende Auswahl, Aspektierung und Reduktion der Inhalte, sowie die Erstellung von Leitprinzipien, Lernzielen, Curricula und Lehrplänen. Auf *mikrodidaktischem* Gebiet wären andererseits die anthropogenen und institutionellen Lernbedingungen zu analysieren und bei Planung/Durchführung von Unterrichtsreihen/-einheiten die Methoden- und Medienauswahl sowie mögliche Formen der Lernerfolgskontrolle zu bedenken (vgl. Kap. 2.1.1).

Gegenstand der Pflegedidaktik ist nach U.Oelke das gesamte pflegerische Bildungswesen mit Aus-, Fort- und Weiterbildung (vgl. Oelke 1993, 69; vgl. auch Wittneben 1994, 24). Allerdings soll hier von einer Fachdidaktik Pflege als Integrationswissenschaft aus Pflege- und Erziehungswissenschaft die Rede sein (vgl. Wittneben, 34) und nicht - wie U.Oelke (ebd.) anregt - von einer 'Bereichs'-didaktik der Krankenpflege, bei der auch andere Fachdidaktiken wie die der Anatomie, der Hygiene, der Psychologie etc. einbezogen werden (vgl. Kap. 2.1.1).

Für die hier zu skizzierende integrative Pflegedidaktik 'im engeren Sinne' liefert zum einen die Pflegewissenschaft wesentliche Bezugspunkte. Solche Referenzpunkte sind vor allem der Paradigmenwechsel zur Patientenorientierung sowie die Betonung der stärkeren Eigenständigkeit der Pflege (vgl. Kap. 5). So steht nicht mehr der Funktionsverlust des Patienten/Klienten im Vordergrund, sondern dessen gesamte Person mit ihrer spezifischen Individualität und Bedürfnislage (vgl. L.Hollands 1993, 65). Doch nicht nur der Patient wird nun als Subjekt und Partner betrachtet, sondern auch die pflegende Person. Die Pflegekraft wird nicht mehr auf eine bloße Assistenzfunktion reduziert, sondern erhält eigene Gestaltungsspielräume und Verantwortlichkeit und wird auch bereits während der Ausbildung als selbständig (mit-)planender, agierender und lernender Partner betrachtet (Rüller 1996, 3)
Eine solche - pflegewissenschaftlich untermauerte - Sicht von Pflege erfordert in didaktischer Hinsicht eine Wende von der Lehrstoff- zur *Handlungs- bzw. Situationsorientierung*. Dadurch könnte das Bewußtsein der Auszubildenden für individuelle Problemlagen von Patienten geschärft und auch ihre selbständige *Kommunikations-, Diagnose- und Problemlösungsfähigkeit* gefördert werden (vgl. Hollands 1993, 65f).

In erziehungswissenschaftlicher Hinsicht orientieren sich einige Strömungen der jungen Fachdidaktik Pflege entweder an *allgemein-didaktischen* Modellen - und dabei insbesondere an der kritisch-konstruktiven Didaktik (vgl. Wittneben 1991; Wallraven 1993, 24f; Oelke 1993, 71ff) - oder an allgemeinen *Unterrichtsprinzipien* wie der Teilnehmer- oder Handlungsorientierung (vgl. Wallraven 1993, 28f - vgl. auch Kap. 2.1.2 und 2.1.3).

So unterstreicht neben K.Wittneben (vgl. Kap. 6.2.3) auch U.Oelke die Bedeutung von *Klafkis* Didaktikverständnis für die Pflegedidaktik. Sie betont die Notwendigkeit der Gegenwarts- und Zukunftsbezogenheit des Pflegeunterrichts, das Prinzip des Exemplarischen (wobei die Didaktik aus den von der Pflegewissenschaft aufgezeigten Zugangsweisen und Handlungsperspektiven die Exempla auswählen solle) sowie die Aufgabe, allgemeinbildende Elemente zu integrieren (vgl. Oelke 1993, 74).

Wallraven verweist zum einen - in Anlehnung an die Kritische Erziehungswissenschaft (Schäfer/Schaller) und an die kritische Wende in der Allgemeinen Didaktik - auf die Bedeutung der *Kommunikationsorientierung* für die Pflegedidaktik. Er betrachtet die Beachtung der Beziehungsdimension, die Symmetrie zwischen Lehrenden und Lernenden sowie die metakommunikative Verständigung als notwendige Voraussetzungen für edukativen Unterricht, der Partizipation und Sozialkompetenz fördern will (vgl. Wallraven 1993, 29ff). Zum anderen greift er die - in der Allgemeinen wie in der spezifischen Didaktik als grundlegend erachteten - Prinzipien der *Schüler-/Teilnehmer-* sowie der *Erfahrungs-/Handlungsorientierung* auf (vgl. auch Kap. 2.1.3 und 3.1.3.1). Unter Verweis auf H.Rumpf und H.Tietgens betont Wallraven die Bedeutung der Subjektstärkung, der Identitätsförderung und des Anschlußlernens. Im Vordergrund von Pflegeunterricht solle aktives Erleben, Handeln und Erfahren (statt passiv-rezeptives Lernen) stehen, ohne dass die inhaltliche Dimension zu kurz komme.

Neben Wallraven stellt auch Flohr (illustriert an einem Beispiel zur Dekubitus-Gefährdung) die Bedeutung der *Handlungs- und Situationsbezogenheit* im Pflegeunterricht heraus. Dadurch würden nicht in einer Art 'Trockentraining' isolierte Fertigkeiten eingeübt, sondern die kommunikative Kompetenz des einzelnen durch die Befähigung zum interpretativen Umgang, zur Kritik und zur Konsensherstellung gefördert (vgl. Wallraven 1993, 32-28; vgl. Flohr 1993, 52ff). U.Oelke differenziert diesen Bereich der sozial-kommunikativen Kompetenz weiter aus und nennt unter anderem Empathie und Abgrenzungs-

vermögen, Entscheidungsfreudigkeit, Artikulations- und Argumentationsfähigkeit, Bereitschaft zu Kritik/Selbstkritik, Kompetenz zur Risiko-/Folgenabschätzung sowie Bereitschaft zur Kooperation auf allen Ebenen (vgl. Oelke 1993, 70f).
Eine mit dem handlungs- und situationsorientierten Ansatz verwandte Auffassung von Pflegeunterricht wird unter dem Begriff *'Problemorientierung'* von C.P.van Meer (Universität Limburg) vertreten. Dabei stehen (praxisnahe) Problemstellungen, die multisdisziplinär zu lösen sind und ein hohes Maß an Eigenverantwortlichkeit der Lernenden im Vordergrund. Hier sollen die Adressaten ein Bezugssystem für ihr künftiges Berufsleben selbst erarbeiten (vgl. van Meer 1994, 81ff, 93).

Im folgenden sollen nun drei stärker ausdifferenzierte, pflegedidaktische Ansätze vorgestellt werden. Dabei wird zum einen das Modell von K.Wittneben skizziert, das auf eine *universitäre* Ausbildung von Krankenpflegedozenten zielt. Zum anderen werden zwei Positionen (das Duisburger und das Arauer Modell) vorgestellt, die dem *nicht-akademischen* Raum entstammen und auch eher für diesen gedacht sind. Dabei soll auch untersucht werden, welchem pflegewissenschaftlichem Ansatz diese Modelle verpflichtet sind und welche Impulse aus der Allgemeinen Didaktik sowie der 'Bereichsdidaktik' der Erwachsenen- und Berufsbildung aufgegriffen werden.

6.2. Pflegedidaktische Positionen

6.2.1 Das Duisburger Modell (Bögemann/Dielmann/Stiegler)

Das "Duisburger-Modell" einer Fachdidaktik Pflege wurde vom Autorenteam E.Bögemann, G.Dielmann und I.Stiegler mit Blick auf die Weiterbildungslehrgänge für Unterrichtskräfte an Pflegeschulen entwickelt und am ÖTV-Fortbildungsinstitut für Berufe im Sozial- und Gesundheitswesen in Duisburg erprobt (vgl. Bögemann/Dielmann/Stiegler 1988). Die Autoren/innen verstehen ihren Entwurf als Antwort auf den als defizitär empfundenen Pflegeunterricht. Dessen Misere führen sie vor allem auf das Fehlen einer eigenständigen Fachdidaktik Pflege und auf den mangelnden Status des Pflegewissens - verknüpft mit der fehlenden Methodologie, Systematik und Empirie einer unterentwickelten Pflegewissenschaft - zurück.

Aus Sicht der Verfasser/innen besteht immer noch eine weitgehende Uneinigkeit über die wesentlichen Pflegeinhalte, deren Strukturierungsmöglichkeit, die von der Medizin abgrenzbaren, spezifischen Fragestellungen sowie die zentralen Begriffe und Zielsetzungen von Pflege(unterricht) (vgl. ebd., 16-18). Auf die Orientierung an einem bestimmten Pflegeverständnis soll nach Ansicht der Autoren/innen verzichtet werden, da die bisher entwickelten, miteinander in Konkurrenz stehenden Pflegebegriffe und -theorien oft irrationale, kaum begründbare normative Setzungen beinhalten und zudem von einer nachvollziehbaren Operationalisierung für die Pflegepraxis absehen. Da aus Sicht der Duisburger Autoren die Pflegetheorien die Verwirrung also eher vergrößern, wollen sie ein heuristisches Strukturkonzept entwerfen, das es ermöglicht, Pflegehandlungen zu identifizieren, zu analysieren und kritisch zu diskutieren (vgl. Vogel 1993, 12).

Vor diesem Hintergrund ist für die Duisburger die Frage nach den *Inhalten* von Pflegeunterricht primär, denn die Lehrenden sollen in erster Linie Experten des Pflegewissens sein (vgl. Bögemann-Großheim 1994, 59f).
Das Duisburger Modell will als ein kurz- bis mittelfristiger Ersatz dienen für eine fehlende "systematische fachdidaktische Theorie, ein strukturiertes (wissenschaftliches) Fachwissen der Pflege und ein erkenntnisorientiertes Pflegestudium für Lehrer an Pflegeschulen" (Bögemann u.a. 1988, 21). Das Konzept hat heuristischen Charakter und soll sich bewähren, indem es für die Pflegearbeit relevante Aspekte und Kontexte zu benennen und entsprechende Strukturen zu produzieren hilft (vgl. Bögemann-Großheim 1994, 60).

In seiner Frühfassung umfaßt das Duisburger Modell den Bereich der *Sachanalyse*, nämlich die sachlich-fachliche Auseinandersetzung mit einem Pflegethema nach einem Strukturraster der Pflege, sowie den Bereich der *didaktischen Transformation*. Das der Sachanalyse zugrundeliegende Pflegestrukturmodell beinhaltet fünf - in einem Interdependenz-Verhältnis stehende - Dimensionen von Pflege, nämlich Patient, Pflegeperson, Techniken/Verfahren, Medizin und Institution. Diese Dimensionen sind eingebunden in die Bedingungsfaktoren des gesellschaftlich-ökonomischen, historisch-kulturellen und philosophisch-ideologischen Kontextes.

I.Stiegler gibt drei Grundregeln für die *fachliche* Auseinandersetzung mit einem Pflegethema mittels dieses Modells an die Hand:
1. Die Annäherung an ein Pflegethema solle nicht unter didaktischen, sondern unter rein fachlichen Gesichtpunkten erfolgen, da es zuvorderst um die Her-

stellung von Sachkompetenz auf Seiten der Pflegenden gehe.
2. Dem oben genannten Strukturmodell liege keine normativ bestimmte Pflegetheorie zugrunde, denn auf die Festlegung von Aufgabe oder Sinngehalt der Pflege werde bewußt verzichtet. Allerdings müsse sich jede materiale Pflegetheorie an den genannten Erkenntnisbedingungen des Pflegewissens prüfen lassen. Im Vordergrund stünde hingegen die Analyse der oben genannten Dimensionen oder Problemfelder von Pflege.
3. Die Beschäftigung mit einem Pflegethema solle methodologisch durch Beschreibung, Analyse und Kritik von Verfahren oder Bedingungen sowie auch durch Aufzeigen offener Problemstellungen und Hypothesen mit Blick auf eine heute anzusetzende Pflegeforschung geschehen (vgl. Stiegler 1990, 2ff; 18).

Hinsichtlich der *didaktischen Transformation* nennt Stiegler zwei Regeln:
1. Die Lernziele für den Unterricht ergeben sich aus den Ergebnissen der Sachanalyse.
2. Erst auf der Ebene der inhaltlichen *Umsetzung* und methodischen Gestaltung werden Lernbedingungen und pädagogische Lernziele relevant (vgl. ebd., 4-5).

In einer weiter ausdifferenzierten Version enthält das Duisburger Modell die folgenden maßgeblichen Schritte:

1. Sachanalyse
   1.1. Materialsammlung und Strukturierung mit Hilfe des 'Modells des Pflegewissens'
   1.2 Formulierung der Ergebnisse

2. Bedingungsanalyse (Kontext, Lerngruppe, Thema im Rahmen des Gesamtcurriculums)

3. Formulierung von Lernzielen

4. Didaktisch-methodische Konstruktion des Unterrichtsverlaufs

5. Stundenverlaufsplanung

6. Analyse und Reflexion des gehaltenen Unterrichts

Die Duisburger Position betont somit, dass bei der Fort- und Ausbildung im Pflegebereich das systematische, kritische und wissenschaftsorientierte 'Nachdenken über Pflege' im Zentrum stehen soll. Erst davon ausgehend sollen - mit Blick auf die allgemein-didaktischen Zielkategorien der Mündigkeit und der personalen Autonomie - (fach)didaktische Implikationen abgeleitet werden. "Pflegewissen, das offene Probleme in der Pflege aufdeckt, normative Setzungen für das Handeln kritisch in Frage stellt und gesamtgesellschaftliche Zusammenhänge mitbedenkt, intendiert aber auch Konsequenzen bezüglich der didaktischen Entscheidungen für Lernziele und Unterrichtsmethoden..." (Bögemann-Großheim 1994, 66).

Das Pflegedidaktik-Modell aus Duisburg ist von K.Wittneben einer kritischen Bewertung unterzogen worden. Diese betrachtet das Duisburger Modell zwar als einen beachtenswerten kritisch-analytischen Pflegedidaktikansatz. Allerdings ist sie der Ansicht, dass die Autoren die vorhandenen *pflege- und unterrichts-theoretischen* Positionen nicht hinreichend untersuchen/bewerten und auch auf eine Darlegung ihres forschungsmethodologischen Verständnisses verzichten. Außerdem wäre der Pflegebegriff nicht genügend ausdifferenziert, und das Raster der drei (idealtypisch entwickelten) Pflegeauffassungen (Krankheits-, Personen- oder Handlungsorientierung) unvollständig. Schließlich würden im Duisburger Modell Leitlinien für die Auswahl von Bildungsinhalten fehlen (wie z.B. das Grundprinzip der Patienten- oder Schülerorientierung), so dass einer inhaltlichen Beliebigkeit Vorschub geleistet werden könnte.

Der Fokus des Duisburger Ansatzes liegt in der Tat auf den *Inhalten*, nicht auf den (didaktischen) Zielsetzungen. Dabei befaßt sich das Autorenteam aber fast ausschließlich mit dem praxisbezogenen, kritischen Wissen von Pflege und verzichtet - aus Scheu vor Verkürzungen oder Dogmatismus - auf die Unterfütterung dieses Wissens durch unterschiedlichste *pflegetheoretische* Impulse. Die Skepsis gegenüber der Festlegung auf eine der oft einseitigen, konkurrierenden, normativ aufgeladenen und schwer begründbaren Pflegetheorien mit höchst unterschiedlicher Qualität (vgl. Vogel 1993, 12) ist zwar verständlich. Allerdings erscheint die nahezu völlige Ausblendung jedweden theoretischen Überbaus nur bedingt nachvollziehbar. Hier könnte die Alternative in der Ermittlung eines gemeinsamen Nenners der fundierteren Theorien oder auch in deren Synthese zu einem mehrdimensional-integrativen Theoriemodell liegen. Vor allem im letzteren Fall könnte der Gefahr entgegnet werden, dass sich eigene, unausgesprochene, berufsethische Wertungen einschleichen, da einige pointierte Perspektiven offen an die Hand gegeben wären, aus denen die fünf Dimensionen von Pflege (Patient, Pflegeperson etc.) mit Blick auf die jeweilige Problemstellung betrachtet werden könnten.

Das Duisburger Modell strebt auch *keine didaktische Verortung* an, da Fragen der Vermittlung des Pflegewissens eher als nachrangig betrachtet werden. Daher werden verschiedene allgemein-didaktische Elemente (vorwiegend aus den Überlegungen von Klafki und Schulz) zwar aufgegriffen, aber relativ ungeprüft übernommen und - ohne Begründung - zu einer Art Mischmodell der Unterrichtsplanung kombiniert. Eine verstärkte Rezeption allgemein-didaktischen Denkens könnte aber auch im Hinblick auf die Kontroverse um den Verzicht auf normative Zielsetzungen von Interesse sein, denn diese hat ihre Entsprechung in der Zielsetzungs-Debatte der Allgemeinen Didaktik (man denke an die Positionen von Heimann, Klafki und Möller - vgl. Kap. 2.1.2). Darüber hinaus findet im Duisburger Modell bislang keine Auseinandersetzung mit der Didaktik der Erwachsenenbildung bzw. der schulischen Berufsbildung statt (vgl Kap. 3.2.).

6.2.2 Das Aarauer Modell

Anfang der 90er Jahre wurde von den Dozenten/innen der Kaderschule für Krankenpflege des Schweizerischen Roten Kreuzes in Aarau unter der Leitung von E.Schwarz-Govaers ein Fachdidaktik-Modell Pflege (FDMP) entwickelt, das 1992 erstmals veröffentlicht wurde (vgl. Kaderschule 1992). Dieses war ursprünglich als Hilfe für die Planung und bessere Koordination von Unterricht gedacht.
Die betreffende Projektgruppe legt ihrem Modell folgendes Begriffsverständnis zugrunde: "Die Fachdidaktik Pflege befaßt sich mit der Lehre vom Unterrichten von Pflegeinhalten, welche die Handlungskompetenz der PflegeschülerInnen in der Berufspraxis zum Ziel hat" (Kaderschule 1992, 4).
Aufgrund des Fehlens einer fundierten, fachwissenschaftlichen Pflegelehrerausbildung (nicht nur in der Schweiz) und einer bisher unterentwickelten Fachdidaktik Pflege fassen die Autoren/innen ihr Modell als vorläufig und wissenschaftlichen Kriterien 'nicht vollumfänglich genügend' auf (vgl. ebd.).

Die Aarauer Autoren/innen vertreten nach eigener Einschätzung einen "phänomenologisch-systemischen Ansatz mit einer mehrperspektivischen Situations- und Problemorientierung" (Schwarz-Govaers 1993, 213). Dies zeigt sich darin, dass - zum Auffinden von wesentlichen Unterrichtsinhalten sowie zur Entwicklung von pflegerischen und didaktischen Zielsetzungen - jedes

Pflegethema in eine zu unterrichtende Pflegesituation transformiert und aus mehreren Perspektiven ('Optiken') betrachtet werden soll: Aus der 'Optik' des *Patienten* (und seiner Bedürfnisse), des *Pflegenden* (pflegerische Diagnose und Aktivitäten), des *Arztes* (medizinische Diagnose und Behandlung), der *Angehörigen* (Befriedigung von Patienten- und eigenen Bedürfnissen) sowie der *Gesundheitsdienste* (spezifische Sichtweise der Physiotherapie, Ergotherapie, Ernährungs- und Sozialberatung, Seelsorge etc.)(vgl. Kaderschule 1992, 4-6; vgl. auch Mühlherr 1994, 70ff).

Die Fülle an Erscheinungsbildern ('Phänomenen') soll dann auf Begriffe reduziert und daraus pflegerische Themen sowie Zielsetzungen abgeleitet werden. Dies soll mit Blick auf Haltung, Planung sowie Handlung der pflegenden Person geschehen. Dabei sollen *Handlungsziele* - in Analogie zu Pflegemodellen nach Orem, Henderson u.a. - für die folgenden fünf Bereiche oder Pflegefunktionen entwickelt werden: Unterstützen (bei Aktivitäten des täglichen Lebens), Begleiten (in besonderen Lebenssituationen), Assistieren und Beraten (in Anpassungsprozessen) sowie Fördern (einer sinnstiftenden Lebensgestaltung) (vgl. Kaderschule 8ff).

In *didaktischer* Hinsicht gibt das Aarauer Modell - um Themen/Inhalte *situations- und handlungsorientiert* bearbeiten zu können - sechs Fragen an die Hand, die sich vage an verschiedene allgemein-didaktische Modelle anlehnen:
- Frage nach den Adressaten
- Frage nach den zentralen Problemen oder neu zu erlernenden Handlungen in Bezug auf ein Thema
- Frage nach dem Zeitpunkt
- Frage nach den Zielen und der Überprüfung
- Frage nach Auswahl, Gewichtung und Umfang
- Frage nach Methoden, Medien und Organisationsformen

Darüber hinaus wird im Aarauer Modell dem Terminus der *Schlüsselqualifikationen* - als maßgeblichem Referenzbegriff der Berufspädagogik - eine zentrale Bedeutung beigemessen (vgl. Mühlherr 1994, 74; vgl. auch Kap. 3.2.3). R.Ricka, eine Mitautorin des Aarauer Modells, nennt die folgenden - für den Pflegebereich (und darüber hinaus) als wesentlich betrachteten – Schlüsselqualifikationen:
- Fähigkeit zur adäquaten Pflegeverrichtung
- differenzierte Wahrnehmung einer Pflegesituation sowie von Ressourcen bei sich und anderen

- Fähigkeit zu Kritik/Selbstkritik sowie
- Beziehungs-, Selbstvertretungs- und Konfliktlösungskompetenz (vgl. Ricka 1994, 39).

Diese größtenteils fachübergreifenden Qualifikationen werden ermöglichlicht durch die Interaktion von subjektivem, objektivem und traditionellen (Pflege-) Wissen, bedeuten eine Verzahnung von Sach-, Selbst- und Sozialkompetenz und zielen auf eine lebenslange persönliche Weiterentwicklung, auf die Bildung der Persönlichkeit (vgl. ebd., 40; 44).

Das Modell aus Aarau ist als praktische Hilfe gedacht für den klinischen und schulischen Unterricht, die Lehrplanentwicklung sowie die Lehrer/innenausbildung. Es soll also lediglich als Strukturierungshilfe für die Auswahl relevanter Themen und Lehrmittel dienen (vgl. Kaderschule 1992, 15). Daher ist die Aarauer Konzeption bislang - auch nach eigener Einschätzung der Verfasser/innen (vgl. Schwarz-Govaers 1993, 213, Mühlherr 1994, 77) - über ein vorwissenschaftliches Anfangsstadium nicht hinausgekommen, da es die pflegewissenschaftliche und (allgemein-) didaktische Diskussion nicht aufgreifen bzw. vertiefen will. So sucht man in den bisherigen Verlautbarungen vergebens nach didaktisch und pflegewissenschaftlich fundierten Leitlinien. Eine solche Fundierung scheint jedoch geboten, denn sonst bestünde die Gefahr, dass mit Begriffen wie Phänomenologie, Problem- bzw. Situationsorientierung, Selbstpflegedefizit usw. operiert werden würde, ohne dass diese in ihrem Bedeutungshorizont ausgeleuchtet und zu einer konsistenten Theorie konfiguriert werden. So wäre beispielsweise im Hinblick auf den Referenzbegriff des 'Phänomenologischen' eine Anreicherung der eigenen Argumentation denkbar durch eine Anbindung an die Wissenssoziologie nach A.Schütz oder aber an die pflegetheoretischen Untersuchungen von G.Paterson und L.Zderad zur Phänomenologie der Pflege (vgl. Kap. 5).

6.2.3 Das Modell von K.Wittneben (Universität Hamburg)

Karin Wittneben plädiert in ihrer Dissertation dafür, dass eine Fachdidaktik Pflege als Integrationswissenschaft nicht nur einen *wissenschaftlich fundierten Pflegebegriff* entwickeln soll, sondern auch Zugänge zu *erziehungswissenschaftlicher* Theorie, Forschung und Lehre haben muß. Nur so sei ein "Ausweg aus gewohnter technizistischer Oberflächlichkeit und neuerlicher mystizistischer Unklarheit" (Wittneben 1991, 284f; vgl auch dies., 1994, 34) möglich.
Mit der Explikation der Begriffe der *multidimensionalen Patientenorientierung* und des *schülerorientiertierten Unterrichts* spannt sie den pflege- und erziehungswissenschaftlichen Referenzrahmen für ihr pflegedidaktisches Modell.

In pflegetheoretischer Hinsicht entwickelt Wittneben eine Typologie der umfassenden Patientenorientierung, indem sie verschiedene Pflegetheorien, die einen steigenden Grad an Patientenorientierung aufweisen (von G.du Mont bis D.Orem), mit eher vorwissenschaftlich geprägten Pflegeauffassungen (abgeleitet aus Pflegeunterrichtstexten) in ein Verhältnis setzt. Dabei favorisiert Wittneben den patientenorientierten Pflegebegriff von D.Orem, der auf die Wiederherstellung der Handlungs- und Selbstpflegefähigkeit des Patienten zielt (vgl. Wittneben 1991, 102-136; vgl. auch Kap.5). Die so gewonnenen Inhalte werden den im Krankenpflegegesetz von 1985 vorgesehenen Ausbildungsinhalten zugeordnet und außerdem - vor dem Hintergrund der kritisch-konstruktiven Didaktik W.Klafkis - als Bildungsinhalte befragt.

Wittneben verweist - als Voraussetzung für die Entwicklung fachdidaktischer Grundsätze - auf die Notwendigkeit, dass die naturwissenschaftlich-medizinische Pflegeperspektive um eine humanwissenschaftlich bestimmte Dimension erweitert werden muß. Sie postuliert daher den nötigen Paradigmenwechsel von der Krankheits-/Arztorientierung zur umfassenden Patientenorientierung, die auf der Integration von Verrichtungs-, Symptom- und Krankheitsdimension sowie der Verhaltensdimension, Kommunikations- und Handlungsdimension basiert. Im Hinblick auf die Adressaten der Pflegeausbildung hält sie die Förderung psychosozialer und psychomotorischer Handlungskompetenzen für unverzichtbar. Krankenpflege soll nicht mehr als bloßes Ausbildungsfach sondern als Bildungsmöglichkeit verstanden werden (vgl. Wittneben 1991, 2ff, 13, 18-79, 321f).

Die Autorin orientiert sich weitgehend an *Klafkis kritisch-konstruktivem* Didaktikmodell, da dieses in wissenschaftstheoretischer Hinsicht die historischhermeneutische, empirisch-analytische und gesellschafts-/ideologiekritische Methodik auf sinnvolle Weise verbinde und als oberstes Leitprinzip die Reflexion der Lernenden über ihre historische, ökonomische, gesellschaftliche, politische und kulturelle Situation postuliere. Ein solcher Bildungsbegriff, der Bildung nicht als Selbstzweck begreife, sondern die *gesellschaftliche* Dimension einschließe, müsse auch Bezugspunkt einer Didaktik der Pflege sein (vgl. ebd. 280f, 286). Wittneben favorisiert die Orientierung an der bildungstheoretischen Didaktik aber auch aufgrund ihrer *Inhaltsbestimmtheit,* da auf der gegenwärtigen Entwicklungsstufe der Pflegedidaktik der Inhaltsaspckt erst schwach entwickelt worden sei und eher die fachmethodische Sicht dominiere (vgl. ebd., 15). Darüberhinaus werden aber auch Impulse aus *W.Schulz lehrtheoretischem* Ansatz einbezogen (vgl. ebd. 321).

K.Wittnebens Überlegungen zu einer kritisch-konstruktiven Pflegedidaktik sind aber auch auf die Ebene der Richtlinien und der Zielentwicklung bezogen, da "ohne eine solche Bezugsrahmengeneration ... ein konkreter exemplarischer Krankenpflegeunterricht weder denkbar noch durchführbar ist" (ebd. 320). Ausgehend von diesen Grundsatzüberlegungen erarbeitet die Autorin ein Orientierungsraster zur Pflegeunterrichtsplanung, das sowohl patientenorientierte Ausbildungsziele als auch schülerorientierte Bildungsziele enthalten soll. Dabei setzt Wittneben das Leitprinzip der multidimensionalen Patientenorientierung - in Anlehnung an W.Klafkis kritisch-konstruktive Didaktik-Leitlinien - mit den Grundsätzen der Selbstbestimmungs-, Mitbestimmungs- und Solidaritätsfähigkeit in ein Verhältnis.

Im Hinblick auf die patientenorientierten Ausbildungsziele arbeitet sie Inhaltsfelder heraus, die den Ausbildungszielen des Krankenpflegegesetzes zugeordnet werden und nennt im einzelnen die folgenden Pflegeinhalte: "Handlungsbezogenheit, Berührungsbezogenheit, Existenzbezogenheit, Erlebnisbezogenheit, Verhaltensbezogenheit, Krankheitsbezogenheit, Symptombezogenheit und Verrichtungsbezogenheit" (ebd. 324f). Diese Inhalte sollen aus der Perspektive eines schülerorientierten Bildungsansatzes befragt werden.

Hinsichtlich der schülerorientierten Bildungsziele greift Wittneben zum einen auf die von Klafki dargelegten Bedingungsfaktoren (Klafki selbst nennt diese Faktoren allgemeinbildende Grunddimensionen und basale Fähigkeiten - vgl. Klafki 1991, 54, 63) zurück, die die Selbstbestimmungs-, Mitbestimmungs- und Solidaritätsfähigkeit der Adressaten fördern sollen. Solche Bedingungsfaktoren oder basalen Fähigkeiten sind beispielsweise: Kritik-/Urteilsfähigkeit, Kommunikationsfähigkeit, Selbstvertrauen/-identität, Empathiefähigkeit, Frustrationstoleranz, Handlungs-, Verantwortungs- und Beziehungsfähigkeit (vgl. Wittneben, 288). Die Nähe zu den vor allem im berufspädagogischen Raum propagierten *Schlüsselqualifikationen* ist dabei nicht zu übersehen (vgl. Kap. 3.2.3).

Aus Wittnebens Sicht sind die von Klafki genannten Fähigkeiten nur dem kognitiven, affektiven und sozialen Lernbereich zuzuordnen und genügen daher nicht dem von W.Schulz postulierten Ansatz einer *"allseitigen"* Bildung, bei der auch die psychomotorische Lernfähigkeit berücksichtigt wird (vgl. ebd., 321, 325) (Allerdings muß hier ergänzt werden, dass Klafki seinen eigenen Ansatz ab 1991 in genau dieser Hinsicht erweitert hat - vgl. Klafki 1991, 53f). Da die Pflegetätigkeit laut Wittneben nicht nur als 'face to face', sondern auch als *'body to body' - Tätigkeit* anzusehen sei, bei der in hohem Maße der *psychomotorische* Handlungsbereich einbezogen werde, müßten - mit Blick auf die erforderliche, umfassende Wahrnehmung der Befindlichkeit von Patienten - die von Klafki genannten Fähigkeiten "um die Anforderungen einer optischen, akustischen, olfaktorischen, haptischen bzw. taktilen Wahrnehmungsfähigkeit und einer Fähigkeit zur Kinästhetik ergänzt werden" (ebd. 325).

Schließlich gewinnt Wittneben durch Zuordnung der Ausbildungsinhalte einer multidimensionalen Krankenpflege zu einigen der oben genannten Fähigkeiten folgende *zentrale Bildungsinhalte* einer Fachdidaktik Pflege, die zu einem Planungsraster eines kritisch-konstruktiven Krankenpflegeunterrichts kombiniert werden:

1. Handlungs- und Verantwortungsfähigkeit durch symptom- und krankheitsbezogene Pflege sowie durch Verrichtungsbezogenheit
2. Komunikationsfähigkeit durch handlungsbezogene Patientenorientierung
3. Kritik- und Urteilsfähigkeit durch unterschiedliche Patientenorientierungen
4. Wahrnehmungs- und Empathiefähigkeit durch Verhaltens-, Erlebnis-, Existenz- und Berührungsbezogenheit (vgl. ebd. 320-335).

Wittneben plädiert dafür, Pflege nicht als berufliche Ausbildung, sondern als Raum *all*seitiger Bildung aufzufassen. Die Fachdidaktik Pflege soll eine Pflegepraxis ermöglichen, die nicht mehr von einem Mangel an Solidarität durchzogen ist und Fremdbestimmung auf Seiten der Patienten wie des Pflegepersonals durch Selbst- und Mitbestimmung ersetzt (ebd. 356f).

K.Wittnebens Bemühen, vor dem Hintergrund einer unterentwickelten Pflegedidaktik zunächst einmal Leitziele wie Patienten- und Schülerorientierung zu formulieren und davon ausgehend grundlegende Bildungsinhalte zu entwickeln, ist begrüßenswert. Die Autorin kann die Notwendigkeit einer *multidimensionalen Patientenorientierung* als wesentlichen Bezugspunkt der Pflegedidaktik - vor allem in Anlehnung an die Pflegetheorien von du Mont und Orem – mehr als hinreichend begründen. Allerdings stellt sich die Frage, warum sich K.Wittneben vorwiegend gerade auf diese *beiden* Theorien beschränkt. Zur weiteren Differenzierung und Absicherung der eigenen Position hätte sowohl eine Würdigung anderer, humanistisch argumentierender Ansätze (Henderon, Peplau, Travelbee etc.) beitragen können als auch eine ausführliche Auseinandersetzung mit anderen, essentiellen Theorien, wie dem systemischen Adaptationsansatz von C.Roy/A.Andrews (vgl. Kap. 5).

Zudem wird das Prinzip der *Schülerorientierung* begrifflich nicht genügend gefüllt, sondern eher unscharf-nebulös aus der kritisch-konstruktiven Didaktik unter Berufung auf die Globalziele wie Solidarität, Selbst- und Mitbestimmung hergeleitet. Eine Fundierung könnte aber durch Rückgriff auf einige allgemeindidaktische Überlegungen zum schüler- und handlungsorientierten Unterricht geleistet werden (vgl. Wagner 1976, Einsiedler/Härle 1978 oder Gudjons 1986 und 1997 - siehe Kap.2.1.3) oder auch durch eine Rezeption der Grundprinzipien der Erwachsenen- und der Berufsbildung (man denke nur an die Aussagen von Tietgens, Arnold und Siebert zur Teilnehmerorientierung sowie von Brater oder Lisop/Huisinga zur Subjekt- bzw. Arbeitsorientierung - siehe Kap. 3.1 und Kap. 3.2).
Die Kritik K.Wittnebens an Klafki hinsichtlich des Fehlens einer allgemeinbildenden Perspektive ist insofern hinfällig geworden, da Klafki in der erweiterten Neuauflage seiner Studien zur Bildungstheorie und Didaktik seinen Ansatz auch um den Aspekt der Allgemeinbildung mit dem Verweis auf die Notwendigkeit einer "Bildung für alle", "im Medium des Allgemeinen" und "in allen Grunddimensionen menschlicher Interessen und Fähigkeiten" (Klafki 1991, 53f) erweitert hat .

7. Zusammenfassung und Ausblick

In der vorliegenden Arbeit wurde dargelegt, dass für die Konstitution einer Fachdidaktik Pflege *pflegewissenschaftliches* Wissen mit erziehungswissenschaftlichem Denken auf der Basis der folgenden *drei Didaktiken* verknüpft werden muß:

- der Allgemeinen Didaktik (als der Basistheorie für jedweden Unterricht)
- der Didaktik der beruflichen Bildung (mit Blick auf die Pflegeausbildung)
- der Didaktik der Erwachsenenbildung (vor allem im Hinblick auf die Pflegelehrer-Fortbildung) (vgl. auch Vogel 1993, 3).

Bei der anschließenden Untersuchung einiger pflegedidaktischer Positionen wurde jedoch deutlich, daß diese bislang gar nicht oder nur in Ansätzen auf pflege- und erziehungswissenschaftliche Impulse zurückgreifen.

Die vorliegende Studie nahm ihren Ausgang in der Darlegung einiger allgemeindidaktischer Perspektiven, die für die Didaktik der Erwachsenenbildung sowie der Berufspädagogik - und damit auch für die Grundlegung einer Fachdidaktik Pflege - von eminenter Bedeutung sind.
Als grundlegende Prinzipien der Allgemeinen Didaktik wurden dabei herausgestellt:

- *Leitziele* wie Kritik und Emanzipation,
- *Grundfähigkeiten* oder *Unterrichtsintentionen* wie Selbstbestimmung/Autonomie, Mitbestimmung, Kompetenz sowie Solidaritäts(fähigkeit),
- *Instrumente* zur Planung, Durchführung und Evaluation von Unterricht mit Hilfe von Konzepten wie der 'Didaktischen Analyse' bzw. dem 'Perspektivschema' (Klafki) oder den sogenannten 'Entscheidungs'-, Struktur-' oder 'Planungs'-Rastern (Heimann/Schulz),
- Beschreibung, Auswahl, Ordnung und Kontrolle von *Lernzielen* (Möller)
- *Unterrichtsprinzipien* wie die Schüler- und Handlungsorientierung (vgl. Kap. 2.1 - 2.3).

Bei den hier vorgestellten pflegedidaktischen Positionen findet nur im Modell von K.Wittneben eine intensive Rezeption allgemein-didaktischer Theorie - mit dem Akzent auf Klafki und Schulz - statt (vgl. Kap. 6.2.3). Darüber hinaus ist allenfalls noch bei U.Oelke eine Auseinandersetzung mit Perspektiven der Allgemeinen Didaktik zu konstatieren (vgl. Kap. 6.1).

Es wurde aber auch dargelegt, dass die Felder der Erwachsenen- und Berufspädagogik (und damit auch der Sektor der Pflegepädagogik !) aufgrund der je unterschiedlichen anthropogenen und sozialkulturellen Voraussetzungen der (jugendlichen oder erwachsenen) Teilnehmer, der je spezifischen Bildungsfunktionen sowie der unterschiedlichen administrativen und institutionellen Rahmenbedingungen eine *spezifische (Fach-)Didaktik* erfordern, innerhalb derer die allgemein-didaktischen Impulse konkretisiert werden müßten (vgl. Kap. 3.1.1, 3.1.2 und 3.1.3).

Als spezifische erwachsenenpädagogische Grundsätze wurden daher die Prinzipien *Teilnehmerorientierung* und *Deutungsmusteransatz* (Lebensweltbezug) vorgestellt (vgl. Kap. 3.1.3). Immerhin wird die Bedeutung dieser beiden Prinzipien für die Pflegelehrerweiterbildung in den Ausführungen von Ertl-Schmuck und Wallraven - im Hinblick auf die notwendige Teilnehmer- und Situtationsorientierung in der Pflegepädagogik - unterstrichen (Ertl-Schmuck 1990, 32; Wallraven 1993, 37ff - vgl. Kap. 5).

Aus dem spezifischen Didaktik-Fundus der (schulischen) Berufsbildung wurden hier das subjektorientierte, das antizipative, das arbeitsorientiert-exemplarische und das qualifizierende Theorem vorgestellt. Alle genannten Positionen konvergieren (bis auf das antizipative Modell) im Postulat der arbeitsmarktunabhängigen, *umfassenden Persönlichkeitsbildung*. Dieses Leitziel schlägt sich auch in den Referenzbegriffen *'Handlungskompetenz' und Schlüsselqualifikationen'* nieder (vgl. Kap. 3.2.2; 3.2.3). Das eher berufspädagogisch orientierte pflegedidaktische Modell aus Aarau (vgl. Kap. 6.2.2) greift zwar als einziger Ansatz den Referenzbegriff der ‚Schlüsselqualifikationen' auf, setzt sich aber - wegen seines praxisbezogenen Verwendungszusammenhangs - nicht mit den dahinter liegenden berufspädagogischen Theoremen auseinander. Darüber hinaus strebt es - ähnlich wie das Duisburger Modell - keine allgemein-didaktische Verortung an (vgl. Kap. 6.2.1).

Die meisten genannten Positionen der Allgemeinen Didaktik, der schulischen Berufsbildung wie der (beruflichen) Weiterbildung überschneiden sich im Leitprinzip des allseits gebildeten, kritischen, selbstständig weiterlernenden und handlungsfähigen Individuums, dessen Qualifikationsprofil über die jeweiligen Arbeitsmarktanforderungen weit hinausreicht. Damit verbunden ist ein Bildungsverständnis, das das *selbstgesteuerte, subjekt- und handlungsorientierte* Lernen betont, die Lehrenden als Coach/Moderator betrachtet und deren sozial-/erziehungswissenschaftliche und psychologische Kompetenz unterstreicht.

Dass diese Leitformel der *Allgemeinbildung* auch Grundlage für die Aus- und Weiterbildung im Pflegebereich sein soll, machen vor allem die Ausführungen von Wittneben (1991) und Oelke (1993) deutlich.

In einem weiteren Schritt wurden dann die rechtlichen, organisatorischen und administrativen Bedingungen skizziert, die Ursache für den Sonderweg der Pflegeaus-/weiterbildung - auch im Hinblick auf die mangelnde didaktische Profilierung - sind (vgl. Kap. 4).

Als wichtiger Impuls aus der Pflegetheorie/-wissenschaft für eine Fachdidaktik Pflege wurde im Anschluß der Wechsel vom medizinischen zu einem 'ganzheitlich'-*patientenorientierten* Paradigma nachgezeichnet. Diese neue Auffassung postuliert - in gewisser Analogie zum oben genannten Bildungsverständnis in der Didaktik - als Ziel den mündigen, handlungs- und selbstfürsorgefähigen Patienten, der als Subjekt des Pflegeprozesses aufgefaßt wird, sowie die allseits kompetente und eigenverantwortlich handelnde Pflegekraft. Die pflegedidaktische Konsequenz aus diesem Pflegebegriff sowie dem genannten Bildungsverständnis liegt daher in einer Wendung zur stärkeren *Handlungs- und Situationsorientierung* im Rahmen der *Aus- und Fortbildung im Pflegebereich* (vgl. Kap. 5).

Viele Pflegetheorien haben jedoch aufgrund ihres hohen Abstraktionsniveaus und ihres ideologisch-normativen Charakters die Anbindung an die konkrete Pflegerealität verloren. Auch innerhalb der deutschsprachigen Pflegewissenschaft wird daher zunehmend für einen *Theorie-Pluralismus*, die stärkere Fundierung durch eine *empirisch* ausgerichtete Pflegeforschung sowie für Theorien mittlerer und kleinerer Reichweite plädiert. Es wird vermehrt die Ansicht vertreten, dass Pflegekonzepte eine Relevanz für das *alltägliche* Pflege*handeln* haben müssen und dass die Komplexität der Pflegesituation einen differenzierten Gebrauch unterschiedlichster Theorien erfordert (siehe Kap. 5; vgl. Moers u.a. in Schaeffer 1997, 289). Zweifellos auch wegen der *Praxisferne* der Pflegetheorien fand deren intensivere Rezeption im Raum der Fachdidaktik Pflege bislang nur bei K.Wittneben - in der Kombination mit allgemein-didaktischen Positionen W.Klafkis - statt.

Zusammenfassend ist hier festzuhalten:
Einige der hier vorgestellten Pflegedidaktikmodelle greifen nur rudimentär auf die Anregungen der Allgemeinen *Didaktik* zurück (Oelke 1993, Duisburger Modell, Aarauer Modell) und/oder sie vermeiden eine Auseinandersetzung mit

der *Erwachsenen- und Berufspädagogik* (Wittneben bzw. Duisburger Modell).

Einige setzen sich außerdem nur am Rande mit *pflegewissenschaftlichen* Positionen auseinander. Sie beschränken sich vielmehr auf die eigene Sachstruktur des Pflegewissens bzw. die induktiv-phänomenologische Betrachtungsweise von Pflegesituationen (Duisburger bzw. Aarauer Modell (vgl. Kap. 6). Vor allem bei den beiden letztgenannten Ansätzen hat somit sowohl die pflege- als auch die erziehungswissenschaftliche Fundierung eher eine nachrangige Bedeutung.

Bei der Konstitution einer Fachdidaktik Pflege geht es aber letztlich darum, ein komplexes 'didaktisches Denken' als Reflexionsgerüst zu entwickeln, das aus makrodidaktischer Perspektive die in pflegerischer und pädagogischer Hinsicht relevanten Fragestellungen verknüpft und aus mikrodidaktischer Sicht die vielfältigen Wirkungszusammenhänge zwischen der Unterrichtsintention, den Voraussetzungen/Perspektiven der Teilnehmenden, dem Anforderungsgrad und der inhaltlichen Gewichtung des jeweiligen Lernstoffes sowie der methodischen Vermittlung in den Blick nimmt (zur mikrodidaktischen Perspektive vgl. auch Tietgens 1992, 97).

Auch aufgrund der hier dargelegten Rahmenbedingungen der Pflegelehrerfortbildung wie der Pflege(erst)ausbildung (vgl Kap. 4) steht die wissenschaftliche Fundierung von Pflege und Pflegedidaktik jedoch noch am Anfang. Es wird - wie hier dargelegt wurde - immer noch zu wenig auf Ergebnisse der Pflegeforschung sowie der Allgemeinen und spezifischen Didaktik(en) und zu häufig auf die Adaption berufspraktischen Wissen, das keiner wissenschaftlichen Prüfung unterzogen wird, zurückgegriffen. Viele der bisherigen pflegedidaktischen Modelle basieren also immer noch auf der beliebigen Verknüpfung von allgemein-didaktischen Fragmenten mit ungeordneten Vorstellungen über Pflege(techniken) (vgl. Wittneben 1994, 34).

Die Verbesserung der Pflegelehrer- und Pflegekräfteausbildung und damit auch der Pflegequalität (durch umfassend <u>*aus*</u>gebildetes und *allseitig* <u>ge</u>bildetes Personal) ist nach K.Wittneben nur möglich durch die konsequente Verankerung von Pflegewissenschaft, Pflegedidaktik und Pflegelehrerausbildung im Hochschulbereich, da hier alle maßgeblichen Disziplinen wie Erziehungswissenschaft, Allgemeine Didaktik, Fachdidaktik und Pflegewissenschaft - im Sinne einer Integrationswissenschaft - in intensiven Austausch treten könnten (vgl. Wittneben 1991, 349-355; Wittneben 1994, 34). Neben diesem Konzept einer eigenständigen Pflegewissenschaft/-didaktik gibt es aber auch die konkurrierende Forderung nach Ansiedlung von Pflegeforschung und Pflegelehrerausbildung im Rahmen der berufspädagogischen Studiengänge (mit dem Schwerpunkt Gesundheit) (vgl. Bals 1994, 10f; Mücke 1994, 20). Darüber hinaus sind aber im ostdeutschen Raum Studiengänge der Medizinpädagogik in enger Anlehnung an die medizinischen Fakultäten installiert worden (vgl. Fichtmüller u.a 1996). Somit lassen sich im Hochschulsektor zumindest *drei konkurrierende* pflegedidaktische Strömungen ausmachen, die auf die zukünftige Form der Pflegeaus-/weiterbildung Einfluß nehmen können: eine eher *pflegewissenschaftlich/didaktische*, eine primär *berufspädagogisch* orientierte und eine eher *medizinisch* ausgerichtete Strömung.

Die Optimierung der Ausbildungs- und Arbeitsbedingungen im Pflegebereich hängt aber - abgesehen vom ökonomischen und bildungspolitischen Kontext - im Umkehrschluß auch von der Etablierung einer intra- wie interdisziplinären *Kommunikationskultur* ab. Dies wäre zum einen möglich, wenn die Pflegewissenschaft ihre abstrakte Erkenntnisebene verließe und bemüht wäre, Komplexität und Anforderungsprofil der Pflegepraxis wissenschaftlich zu untermauern. Zum anderen aber müßte auch der Diskurs der verschiedenen ausbildenden, inner- wie außeruniversitären Institutionen (über institutionelle oder verbandliche Interessen hinweg) intensiviert werden.

Ein solcher Diskurs könnte einerseits zu einem Konsens über ein umfassend-integratives Konzept von Pflege, über die Notwendigkeit der pflegerischen und pädagogischen Fundierung der Pflegedidaktik und ihre damit einhergehende Etablierung als Wissenschaft sowie über einige Eckdaten eines Kerncurriculums für die Aus- und Fortbildung von Pflege(lehr)kräften führen. Zugleich wäre er eine wesentliche Argumentationsfigur für die institutionell-rechtliche Professionalisierung der Pflege, für die akademische Verankerung der Pflegelehrerausbildung sowie die Verortung der Pflegeausbildung im regulären Berufsbildungssystem.

8. Anhang

Einordnung von Aus- und Fortbildungen im Pflegebereich innerhalb des bundesdeutschen Bildungswesens

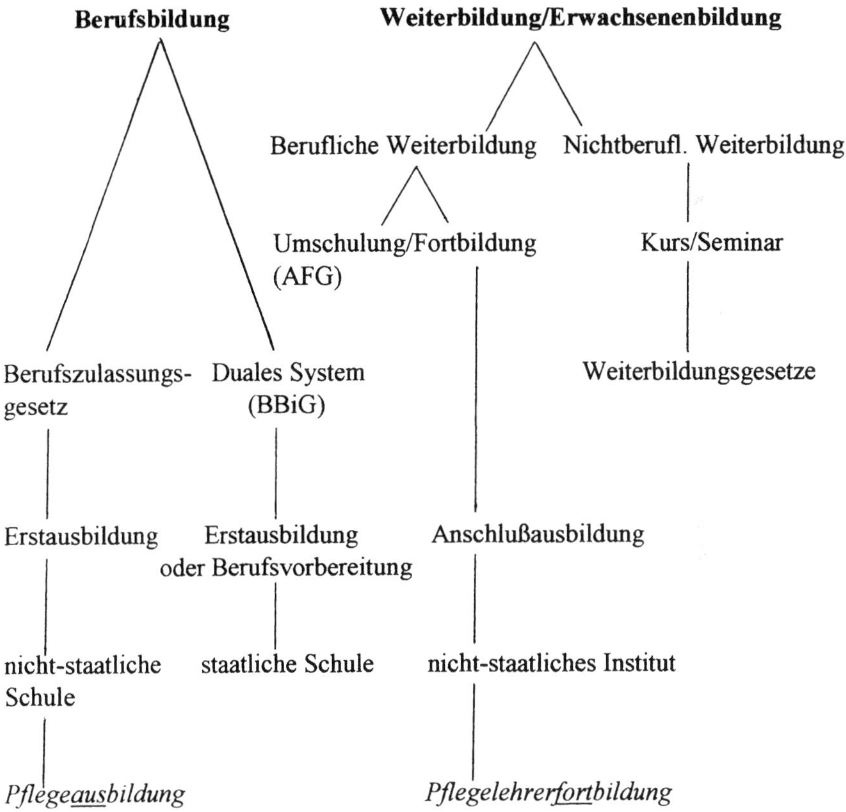

9. Bibliographie

Anders/Bock u.a. (1996), Pflege als Wissenschaftdisziplin und Unterrichtsfach, Diplom-Arbeit, Institut für Pflege-/Medizinpädagogik der Humboldt-Universität, Berlin

R.Arnold (1985), Deutungsmuster und pädagogisches Handeln in der Erwachsenenbildung, Aspekte einer Sozialpsychologie der Erwachsenenbildung und einer erwachsenenpädagogischen Handlungstheorie, Bad Heilbrunn/OBB

R.Arnold (1992), Theoretische Grundlagen der Berufs- und Wirtschaftspädagogik, Kurseinheit der FernUniversität Hagen (04358)

R.Arnold (1994), Berufsbildung, Annäherung an eine evolutionäre Berufspädagogik, Baltmannsweiler

R.Arnold/A.Lipsmeier (Hg.)(1995), Handbuch der Berufsbildung, Opladen

R.Arnold (1996), Erwachsenenbildung, Eine Einführung in Grundlagen, Probleme und Perspektiven, 3. vollst. überarbeitete und erweiterte Auflage, Baltmannsweiler 1996

R.Arnold/H.Siebert (1997), Konstruktivistische Erwachsenenbildung, Von der Deutung zur Konstruktion der Wirklichkeit, Baltmannsweiler

R.Arnold/J.Kade u.a. (Hg.) (1998), Lehren und Lernen im Modus der Auslegung, Erwachsenenbildung zwischen Wissenvermittlung, Deutungslernen und Aneignung, Baltmannsweiler

T.Bals (1993), Berufsbildung der Gesundheitsfachberufe, Einordnung, Strukturwandel, Reformansätze, Alsbach

T.Bals (Hg.)(1994), Was Florence noch nicht ahnen konnte, Neue Herausforderungen an die berufliche Qualifizierung in der Pflege, Melsungen

W.Becker/B.Meifort (Hg.)(1995), Berufliche Bildung für Pflege- und Erziehungsberufe, Reform durch neue Bildungskonzepte, Professionalisierungsansätze und Qualifikationsmodelle, Bielefeld

E.Bögemann-Grossheim (1994), Das Duisburger Modell und seine Umsetzung im Pflegeunterricht, in: R.Schwarz-Govaers, Standortbestimmung Pflegedidaktik, Aarau 1994, S.57-68

H.C.Berg/T.Schulze (1993), Lehrkunst, Lehrbuch der Didaktik, Neuwied

C.Bischoff (1991), Der Weg zum Lehrerberuf in der Pflege, Ein geschichtlicher Rückblick, in: Pflegepädagogik 1/1991, S.6-15

E.Bögemann/G.Dielmann/I.Stiegler (1988), Ein Beitrag zu einer Fachdidaktik - Das Duisburger Modell, in: Pflege, Band 1/Heft 1

E.Bögemann-Grossheim (1994), Das Duisburger Modell und seine Umsetzung im Pflegeunterricht, in: R.Schwarz-Govaers, Standortbestimmung Pflegedidaktik, Aarau 1994, S.57-68

R.Brödel (Hg.) (1998), Lebenslanges Lernen, Lebensbegleitende Bildung, Neuwied

P.Chinn/M.K.Kramer (1996), Pflegetheorie, Konzepte, Kontext, Kritik, Berlin, Wiesbaden

R.Czycholl/H.G.Ebner (1995), Handlungsorientierung in der Berufsbildung, in: R.Arnold/A.Lipsmeier (Hg.)(1995), Handbuch der Berufsbildung, Opladen, S.39-49

H.Dichanz (1978), Unterricht, Eine Einführung, München

H.Dichanz/K.Hage/H.J.Oehlschläger (1981), Didaktische Theorien und Modelle in der Diskussion, Kurseinheit 1, Dreifachkurseinheit der FernUniversität Hagen (03064)

H.Dichanz/K.D.Eubel/D.Schwittmann (1983), Einführung in didaktisches Denken und Handeln, Vierfachkurseinheit der FernUniversität Hagen (03050)

G.Dielmann (1991), Zur aktuellen Ausbildungs- und Berufssituation der LehrerInnen für Pflegeberufe in der Bundesrepublik Deutschland, in: Pflegepädagogik 1/1991, 18-25

J.Dolch (1965), Grundbegriffe der pädagogischen Fachsprache, 5. verb. Auflage, München

E.Drerup (1998), Pflegetheorien, Lehrerhandbuch für den Pflegeunterricht, Freiburg

R.Dubs (1995), Entwicklung von Schlüsselqualifikationen in der Berufsschule, in: R.Arnold/A.Lipsmeier (Hg.)(1995), Handbuch der Berufsbildung, Opladen, S.171-182

G.du Mont (1987), Cholingerische Reizpflege, Entwurf einer neurophysiologischen Krankenpflegetheorie, Deutsche Krankenpflege-Zeitschrift 40-3, 138-142

W.Einsiedler/H.Härle (1978), Schülerorientierter Unterricht, 3.Aufl., Donauwörth

R.Ertl-Schmuck (1990), Die Ausbildung zum Lehrer für Krankenpflege, Eine Analyse der Curricula und der didaktisch-methodischen Konzepte aus der Sicht der Erwachsenenbildung, Melsungen

F.Fichtmüller u.a. (1996), Standortbestimmung der Fachdidaktik Pflege am Institut für Medizin- und Pflegepädagogik der Humboldt-Universität, Diplomarbeit, Berlin

I.Flämig (1991), Untersuchungen zur didaktisch-methodischen Gestaltung im Lehrgebiet Krankenpflege, Diplom-Arbeit, Institut für Medizin- und Pflegepädagogik der Humboldt-Universität, Berlin

K.H.Flechsig/H.D.Haller (1975), Einführung in didaktisches Handeln, Stuttgart

H.J.Flohr (1993), Handlungsorientierter Unterricht, in: V.Geldmacher u.a. (Hg.), Beiträge zum 1. Göttinger Symposium Didaktik und Pflege, Baunatal 1993, S.51-60

U.Frank (1992), Sterben und Tod, Eine Herausforderung für die berufliche Ausbildung von Krankenschwestern/-pflegern, Ein Vergleich curricularer Ansätze, Diplomarbeit, Institut für Medizin- und Pflegepädagogik der Humboldt-Universität, Berlin

C.Frenz (1993), Untersuchungen zum Einfluß pflegetheoretischer Erkenntnisse und Erfahrungen auf die inhaltlich-methodische Gestaltung der Krankenpflegeausbildung, Diplomarbeit, Institut für Medizin- und Pflegepädagogik der Humboldt-Universität, Berlin

U.Frost (1999), Prinzipien des Situationsbezugs und der Problemorientierung, in: J.H.Knoll, Studienbuch Grundlagen der Weiterbildung, Neuwied 1999

V.Geldmacher, K.-D.Neander, U.Oelke, K.-P.Wallraven (Hg.) (1993), Beiträge zum 1. Göttinger Symposium Didaktik und Pflege, Baunatal

W.D.Greinert (1993), Sozialgeschichte des Dualen Systems, Kurseinheit 2, Die Ausdifferenzierung des Dualen Systems der Berufsausbildung in Deutschland (1920-1990), FernUniversität Hagen (04300)

H.Gudjons (1997), Handlungsorientiert lehren und lernen, Schüleraktivierung, Selbsttätigkeit, Projektarbeit, 5. überarb. und erw. Aufl., Bad Heilbrunn/OBB

C.Hof (1999), Prinzipien einer handlungsorientierten Didaktik, in: J.H.Knoll, Studienbuch Grundlagen der Weiterbildung, Neuwied 1999, S.194-202

K.Hogrefe (1994), Qualifikationsdefizite in der praktischen Krankenpflege, in: T.Bals (Hg.)(1994), Was Florence noch nicht ahnen konnte, Neue Herausforderungen an die berufliche Qualifizierung in der Pflege, Melsungen, S.45-76

L.Hollands (1993), Die Bedeutung der Pflegewissenschaft für die Didaktik der Pflege, in: V.Geldmacher u.a. (Hg.), Beiträge zum 1. Göttinger Symposium Didaktik und Pflege, Baunatal 1993, S.61-67

W.Jank/H.Meyer (1990), Didaktische Modelle, Frankfurt/M

J.Kade (1989), Erwachsenenbildung und Identität, Eine empirische Untersuchung zur Aneignung von Bildungsangeboten, Weinheim

Kaderschule für die Krankenpflege des Schweizerischen Roten Kreuzes (1992), Fachdidaktik-Modell Pflege, Aarau

F.J.Kaiser/G.Pätzold (Hg.) (1999), Wörterbuch der Berufs- und Wirtschaftspädagogik, Bad Heilbrunn/OBB, Hamburg

M.Kirkevold (1997), Pflegetheorien, München, Wien, Baltimore

W.Klafki (1964), Studien zur Bildungstheorie und Didaktik, 3.durchges. Aufl., Weinheim, Basel

W.Klafki (1974), Studien zur Bildungstheorie und Didaktik, 9.Aufl., Weinheim, Basel

W.Klafki (1978), Geisteswissenschaftliche Pädagogik, Kurseinheit 1-4, Fernuniversität Hagen (03006)

W.Klafki (1980), Die bildungstheoretische Didaktik im Rahmen einer kritisch-konstruktiven Erziehungswissenschaft, in: H.Gudjons/R.Winkel (Hg.)(1997), Didaktische Theorien, 9.Aufl., Hamburg, S.13-34

W.Klafki (1991), Neue Studien zur Bildungstheorie und Didaktik, Zeitgemäße Allgemeinbildung und kritisch-konstruktive Didaktik, 2. erw. Auflage, Weinheim

J.Knoll (Hg.) (1974), Lebenslanges Lernen, Erwachsenenbildung in Theorie und Praxis, Hamburg

J.H.Knoll (1998), Lebenslanges Lernen und internationale Bildungspolitik, in: R.Brödel (Hg.) (1998), Lebenslanges Lernen, lebensbegleitende Bildung, Neuwied

J.H.Knoll (Hg.) (1999), Studienbuch, Grundlagen der Weiterbildung, Neuwied

S.Körner/K.Wahle (1998), Bedingungsanalyse des fächerintegrativen Unterrichts in der Krankenpflegeausbildung, Diplomarbeit, Institut für Medizin- und Pflegepädagogik der Humboldt-Universität, Berlin

L.Kratochwil (1992), Unterrichten können, Hohengehren

J.U.Kretschmer (1994), Pädagogische Aspekte der Krankenpflege und deren Wider-spiegelung in verschiedenen Pflegemodellen, Diplomarbeit, Institut für Medizin- und Pflegepädagogik der Humboldt-Universität, Berlin

F.W.Kron (1994), Grundwissen Didaktik, München

H.Luckas (1994), Die Methodenreflexion in Schule und Erwachsenenbildung, Bad Heilbrunn/OBB

I.v.Martial (1996), Einführung in didaktische Modelle, Baltmannsweiler

W.Mader (Hg.) (1990), Weiterbildung und Gesellschaft, Bremen

W.Mader (1975), Modell einer handlungstheoretischen Didaktik als Sozialisationstheorie, in: A.Weymann, Erwachsenenbildung, Bad Heilbrunn/OBB 1975, S.11-148

C.P.van Meer (1994), Problemorientiertes Lernen, in: R.Schwarz-Govaers (Hg.), Standortbestimmung Pflegedidaktik, Referate zum 1. Internationalen Kongress zur Didaktik der Pflege, Aarau 1994, S.81-93

B.Meifort (Hg.)(1991), Schlüsselqualifikationen für gesundheits- und sozialpflegerische Berufe, Ergebnisse der Hochschultage Berufliche Bildung 1990, Alsbach

H.Meyer (1980), Leitfaden zur Unterrichtsvorbereitung, Frankfurt/M

H.Meyer (1990), Unterrichtsmethoden, Band 2, Frankfurt/M

H.Meyer (1996), Handlungsorientierter Unterricht, in: Unterricht Pflege 1/1996, S.4-12

M.Mischo-Kelling/K.Wittneben (1995), Pflegebildung und Pflegetheorien, München, Wien, Baltimore

M.Moers/D.Schaeffer/H.Steppe (1997), Pflegetheorien aus den USA - Relevanz für die deutsche Situation, in: D.Schaeffer/M.Moers u.a (Hg.), Pflegetheorien, Beispiele aus den USA, Bern, Göttingen 1997, S.281-294

C.Möller (Hg.)(1974), Praxis der Lernplanung, Weinheim, Basel

C.Möller (1980), Die curriculare Didaktik, in: H.Gudjons/R.Winkel (Hg.)(1997), Didaktische Theorien, 9.Aufl., Hamburg, S.75-92

L.Mühlherr (1994), Das Fachdidaktikmodell der Kaderschule SRK im Hinblick auf seinen Anwendungsbereich, in: R.Schwarz-Govaers (Hg.), Standortbestimmung Pflegedidaktik, Aarau 1994, 69-80

H.Mücke (1994), Lernziel Lehrer/in sein, in: T.Bals (Hg.)(1994), Was Florence noch nicht ahnen konnte, Neue Herausforderungen an die berufliche Qualifizierung in der Pflege, Melsungen, S.15-42

I.Nezel (1992), Allgemeine Didaktik der Erwachsenenbildung, Bern, Stuttgart, Wien

J.Osterbrink (1998) (Hg.), Erster internationaler Pflegetheorienkongreß Nürnberg, Bern, Göttingen, Toronto, Seattle

U.Oelke (1991), Planen, Lehren und Lernen in der Krankenpflegeausbildung, Basel

U.Oelke (1993), Die Bedeutung der Erziehungswissenschaft für die Didaktik der Pflege, in: V.Geldmacher u.a. (Hg.), Beiträge zum 1. Göttinger Symposium Didaktik und Pflege, Baunatal 1993, 68-77

U.Oelke (1998), Entwurf einer empfehlenden Richtlinie für die Kranken- und Kinderkrankenpflegeausbildung, im Auftrag des Ministeriums für Frauen, Jugend, Familie und Gesundheit des Landes NRW

D.Orem (1985), Nursing, Concepts of Practice, 3.Aufl., New York, London, Hamburg

G.Pätzold (1997), Lehren und Lernen in der beruflichen Bildung, Kurseinheit der FernUniversität Hagen (04306)

G.Pätzold (1998), Professionalität des betrieblichen Bildungspersonals im Kontext gesellschaftlicher, betrieblicher und beruflicher Veränderungen, in: R.Brödel (Hg.) (1998), Lebenslanges Lernen, lebensbegleitende Bildung, Neuwied, S.158-172

W.H.Peterßen (1989), Lehrbuch der allgemeinen Didaktik, 2. Aufl., München

W.H.Peterßen (1992), Lehrbuch Allgemeine Didaktik, 3. überarbeitete und erw. Aufl.. München

W.H.Peterßen (1998), Handbuch Unterrichtsplanung, Grundfragen, Modelle, Stufen, Dimensionen, 8.Aufl., München

S.Reinhardt/E.Weise (Hg.)(1997), Allgemeine Didaktik und Fachdidaktik, Fachdidak-tiker behandeln Probleme ihres Unterrichts, Weinheim

R.Ricka (1994), Von den Quellen zu den Schlüsseln des Pflegewissens, in: R.Schwarz-Govaers (Hg.), Standortbestimmung Pflegedidaktik, Referate zum 1. Internationalen Kongress zur Didaktik der Pflege, Aarau 1994, S.37-46

Robert Bosch Stiftung (Hg.)(1996), Pflegewissenschaft, Grundlegung für Lehre, Forschung und Praxis, Denkschrift, Gerlingen

H.Rüller (1996), Warum handlungsorientierter Unterricht in der Pflege-ausbildung, in: Unterricht Pflege 1/1996, 2-3

D.Schaeffer/M.Moers u.a (1997) (Hg.), Pflegetheorien, Beispiele aus den USA, Bern, Göttingen

A.Schelten (1994), Einführung in die Berufspädagogik, 2. durchges. und erw. Aufl., Stuttgart

R.Schröck (1998), Des Kaisers neue Kleider: Bedeutung der Pflegetheorien für die Entwicklung der Pflegewissenschaft in Deutschland, in: J.Osterbrink (Hg.), Erster internationaler Pflegetheorienkongreß Nürnberg, Bern, Göttingen, Toronto, Seattle 1998, S. 22-35

W.Schulz (1980), Unterrichtsplanung, 2.Aufl., München

W.Schulz (1980a), Die lehrtheoretische Didaktik, in: H.Gudjons/R.Winkel (Hg.)(1997), Didaktische Theorien, 9.Aufl., Hamburg, S.35-56

W.Schulz (1988), Die Perspektive heißt Bildung, Friedrich-Jahresheft 6, 6-11

R.Schwarz-Govaers (1993), Wege zur Produktion von Erkenntnis in der Pflege, Fachdidaktische Entwicklungen, in: Pflege 6, Heft 3, S.203-209

R.Schwarz-Govaers (Hg.)(1994), Standortbestimmung Pflegedidaktik, Referate zum 1. Internationalen Kongress zur Didaktik der Pflege, Aarau

H.Siebert (1983) Erwachsenenbildung als Bildungshilfe, Bad Heilbrunn/OBB

H.Siebert (1993), Theorien für die Bildungspraxis, Bad Heilbrunn/OBB

H.Siebert (1994) Lernen als Konstruktion von Lebenswelten, Entwurf einer konstruktivistischen Didaktik, Frankfurt/M 1994

H.Siebert (1997), Didaktisches Handeln in der Erwachsenenbildung, Didaktik aus konstruktivisitischer Sicht, 2.Aufl., Neuwied

I.Stiegler (1990), Fachdidaktik Pflege - Das Duisburger Modell, Manuskript, Duisburg

G.Strunk (1988), Bildung zwischen Qaulifizierung und Aufklärung, Zur Rolle der Erwachsenenbildung im Prozeß gesellschaftlichen Umbaus, Bad Heilbrunn/OBB

H.Tietgens (1979), Einleitung in die Erwachsenenbildung, Darmstadt

H.Tietgens (1981), Die Erwachsenenbildung, München

H.Tietgens (1986), Erwachsenenbildung als Suchbewegung, Annäherung an eine Wissenschaft von der Erwachsenenbildung, Bad Heilbrunn/OBB

H.Tietgens (1992), Reflexionen zur Erwachsenendidaktik, Bad Heilbrunn/OBB

K.J.Tillmann/H.Dichanz/K.D.Eubel/H.J.Oehlschläger (1987), Theorie der Schule, Vierfachkurseinheit, Fernuniversität Hagen (03090)

P.Vogel (1993), Überlegungen zu einer Fachdidaktik Pflege, unveröffentl. Manuskript, Duisburg

P.Vogel (1999), Lehrer für Pflegeberufe, in: F.J.Kaiser/G.Pätzold (Hg.), Wörterbuch der Berufs- und Wirtschaftpädagogik, Bad Heilbrunn/OBB, Hamburg 1999, S.257-259

W.Voigt (1986), Berufliche Weiterbildung, Eine Einführung, München

K.P.Wallraven (1993), Paradigmen neuer Didaktik, in: V.Geldmacher u.a.(Hg.), Beiträge zum 1. Göttinger Symposium Didaktik und Pflege, Baunatal 1993, S.23-41

B.Wanner (1987), Lehrer zweiter Klasse? Historische Begründung und Perspektiven der Qualifizierung von Krankenpflegelehrkräften, Frankfurt/M

J.Weinberg (1989), Einführung in das Studium der Erwachsenenbildung, Bad Heilbrunn/OBB

R.Winkel (1989), Die kritisch-kommunikative Didaktik, in H.Gudjons /R.Teske/R.Winkel (Hg.) (1989), Didaktische Theorien, 5.Aufl., Hamburg, S. 93-112

R.Winkel (1988). Antinomische Pädagogik und kommunikative Didaktik, 2.Aufl., Düsseldorf

K.Wittneben (1991), Pflegekonzepte in der Weiterbildung zur Pflegelehrkraft, Über Voraussetzungen und Perspektiven einer kritisch-konstruktiven Didaktik der Krankenpflege, Diss., Frankfurt/M

K.Wittneben (1993), Patientenorientierte Theorieentwicklung als Basis einer Pflegedidaktik, in: Pflege 6, Heft 3, S.203-209

K.Wittneben (1993), Perspektiven einer kritisch-konstruktiven Didaktik, in: V.Geldmacher u.a., Beiträge zum 1. Göttinger Symposium Didaktik und Pflege, Baunatal 1993

K.Wittneben (1994), Pflegedidaktik als Integrationswissenschaft, in: R.Schwarz-Govaers, Standortbestimmung Pflegedidaktik, Aarau 1994, S.23-36